芳喵的自律神經失調康復全攻略

百萬人氣部落客親身經驗，陪你一起學會照顧自己，
走出身心失衡的幽谷

賴聖芳（芳喵）著

You Can Regain A Joyful And Healthy Life, Too.

方舟文化

推薦序

希望，總在前方

養心診所院長／施養賢 醫師

在我服務的門診裡，每一扇推開的門背後都有一個獨特的故事，每個故事都充滿了挑戰與希望。而其中，芳喵的故事深深觸動了我。

多年前，芳喵第一次踏進我的診室。她消瘦的身影與憔悴的臉龐，瞬間讓我切身感受到她絕望與無助的心情。然而，在她堅定的眼神中，我看到了一種從內心深處洋溢出來的堅毅。我與芳喵一起踏上了治療的旅程，她在我的理解與接納中找到了支持，那份對生命的執著，像一顆種子在她的內心深處發芽，點燃了新的希望。

經過九個月的治療與不懈努力，芳喵終於康復了。芳喵的康復並非依賴於華佗再世的神醫，也不是倚靠匪夷所思的奇蹟。她的康復來自於嚴格遵守她書中的「康復鐵三角」基礎：正確的醫療治療、積極的心理調適以及健康的生活習慣，包括堅持適度運動和均衡飲食。

自律神經失調和其他疾病一樣，有著多樣化的臨床病程，每個人的康復旅程並不一定一帆風順。我們常常遭遇困難和挫折，有些人甚至失去信念、自我懷疑。然而，正如古人所言，「山窮水盡疑無路，柳暗花明又一村」，只要我們堅定信念、秉持決心，就能克服困難、走出黑暗，找回屬於自己的人生道路。

儘管身處不同的領域，許多人都曾經歷過與疾病的搏鬥，並成功地克服了困難。例如前美國總統富蘭克林．羅斯福，他遭遇小兒麻痺的折磨後，仍然以堅韌不屈的精神，成功帶領國家度過了大蕭條與二戰的困境；旅美棒球選手郭泓志屢遭傷病，卻一次次以堅毅的精神努力康復，不只取得優異戰績，更獲得「不死鳥」的美譽。

這些例子正好印證了芳喵的故事。她在疾病的折磨中找到了希望，在挫折中找到了方向。更難能可貴的是，她已經七年未復發。那顆曾在她內心深處發芽的希望種子，經過幾年的孕育，現在不僅發芽，還開花結果。芳喵用文字編織出她的治療歷程，詮釋了生命的顛簸與堅韌。這本書如同一朵在黑暗中綻放的美麗花朵，散發著希望的香氣，彰顯她對生活的詮釋和對未來的自我期許。

馬丁．路德．金曾說過：「我們可以接受失望，因為它是有限的；但我們永遠不能放棄希望，因為它是無窮的。」這句話提醒著我們，即使在最困難的康復旅程中，只要我們堅持擁抱希望，就能找到前進的力量。自律神經失調的痛苦不容忽視，但透過擁抱希望、放慢生活步調，我們可以享受每一頓美食，深呼吸新鮮空氣，或靜坐尋找內心的平靜。這就是所謂的「慢活人生」。你會發現，世界依然美好，地球依然轉動，明天的曙光將照耀著我們的前方。

對於那些正在尋求自律神經失調康復之路的人來說，這本書將作為一個寶貴的指南。我深信，每位讀者都能在這本書中找到自己的體驗，發現屬於自己的康復藍圖。每一頁都充滿了深刻的見解和策略，不僅為讀者在對抗自律神經失調的過程中提供指引，還有助於他們更深入理解並接納自己的情況，從而改善生活品質。

正在經歷自律神經失調引發痛苦症狀的人們，我要你們知道，無論現在的困境有多麼艱難，你並不孤單。讓我們一起懷抱正確的信念，並與醫學專業的治療結合，堅定地相信自己。康復的旅程雖然充滿挑戰，但每一步的進步都是一種蛻變。我期待我們都能找到自己的康復之路，不只克服病痛，更能感受生活之美。即使在最黑暗的時刻，「柳暗花明又一村」的希望總會在前方。

作者序

親愛的，你不孤單，至少有我懂你

二〇一一年底，我的自律神經突然全面性崩盤，一場讓我生不如死的風暴，毫無預警地席捲而來。當年，自律神經失調還是個連多數醫師都沒想到的東西，網路上的資訊更是貧乏。因此，當我在承受常人難以想像的痛苦時，卻是呼救無門。

幾番掙扎，熬到了二〇一五年，在最後一次準備死馬當活馬醫的心態下，開啟了一段新的治療旅程；與此同時，我用過往的網站設計技能，為自己架設了一個部落格，「芳喵隨筆」，將心中的苦悶化作文字。如同我在苦海中隻身飄蕩般，這些文字，也在網路上飄散開來。

隨著讀者越來越多，大家提出的問題也五花八門、千奇百怪，我的身心科主治醫師施養賢為了讓我協助宣導衛教觀念，並幫助我的讀者們，近八年來總是刻意撥出時間，讓我問到飽。他回答問題的時候，也考量到我要寫成文章給讀者們閱讀，解釋得像教課一樣，特別詳盡周延，並且涵蓋到大多數病患適用的範圍。二〇一九年，在網路上擁有眾多粉絲的「自律神」——陳建銘中醫師也加入了愛心行列，讓我幫讀者們詢問中醫方面的問題。他們兩位無私的愛心，使得「芳喵隨筆」漸漸成了一座「自律神經寶庫」。

本書的催生來自「芳喵隨筆」的讀者們，由於在部落格中的回憶錄非常簡短，讀者們想更瞭解我當時的心境，以及如何走過來的；同時，大家也希望能有更細節的過程，好讓他們的家人朋友能理解他們。此外，他們也希望在因自律神經失調而難以使用螢幕閱讀時，手邊還能有一本康復手冊可看。

自律神經失調是相當折磨人心智的疾病，在身與心互相影響、連動的情況下，心理狀態、情緒的調適就顯得相當重要。因此，我期望這是一本理性與感性兼具的書，能將冷冰冰的知識，轉換成溫暖的話語，深入安撫你的心。

為什麼需要用一本書來講解「如何康復」？為何不像其他疾病，吞幾顆藥就能痊癒？因為醫師說了，自律神經失調這個病，藥物治療最多只能幫助身體五至七成，剩下的部分，必須要由病人自己負責。若是自己該負責的部分沒做好，那麼藥物效果再怎麼強力也不會強過身心被破壞、消耗的速度。

所以，我極盡所能地將「病人自己該負責的事情」，在本書中詳盡說明，好讓大家有個明確遵循的方向，將治療效果最大化，盡早恢復健康，重新拿回彩色的人生。

本書的第一部是以說故事的方式來描寫，希望能帶大家身歷其境地感受我一路以來的整個故事，讓患者可以感受到「你不孤單、有人懂你」，甚至能從其中幾個重要的轉折點，找到自己可以應對病痛的心態與想法。也希望能藉此讓患者的家人從我的視角，來理解與感受自律神經失調是怎麼回事，我們真的不是「無病呻吟」呀！後面三部是根據我常跟讀者宣導的「自律神經失調康復鐵三角」而來，「治療＋日常維護＋心理狀態調整」，缺一不可。

第二部「治療須知」、**第三部**「日常維護」，匯集了這近八年時間中，數千位讀者與我交流的集體經驗，以及醫師傳授的知識、兩位醫師的訪談、文獻的彙整等，將康復路上需要瞭解及注意的事項做完整說明。這兩個部分，相當於是醫病協力完成的，其中更有讀者們貢獻的獨家妙方。

第四部「心理狀態調整」，我針對最容易拖垮病情和康復進展的幾個經典問題做說明，希望能作為一個引子，幫助大家思考出屬於自己的調適方向。

本書中所提出的論點、方法，都是以多數人為考慮準則，選擇最無風險、最安全、最有效的方式。但如果你覺得有些情況與你不相符，那也不奇怪，自律神經掌管全身所有「不歸你管」的系統、器官運作，症狀千變萬化，極其複雜。儘管如此，你還是可以透過本書，對這個疾病更加瞭解。

如果你不是自律神經失調患者，我希望你能因本書而瞭解你的家人或朋友正在經歷些什麼？他們有多痛苦、多孤獨、多無助。你的理解、你給予的支持，能讓他們在掙扎、浮沉之間獲得一絲溫暖、一點安慰，以及繼續走下去的力量。

有多少人因為社會、家人、朋友的歧視眼光而不敢走進身心科就醫？病情一拖再拖，進而惡化至不可收拾的地步。又有多少人因為怕被視為神經病、瘋子而難以啟齒說出自己生了什麼病，咬牙硬撐，裝作無事，直到再也裝不下去為止？

希望這本書能稍稍在世界上的幾個小角落造成改變，給予自律神經失調病患一個能夠安心容身的地方，安穩地緩緩調養自己，直到他們能再度生龍活虎地回到這個精彩的世界。

目錄 CONTENTS

PART 2

關於治療，你需要知道的是……

PART 3

自律神經的日常維護

PART 4

該怎麼熬過漫長的治療期

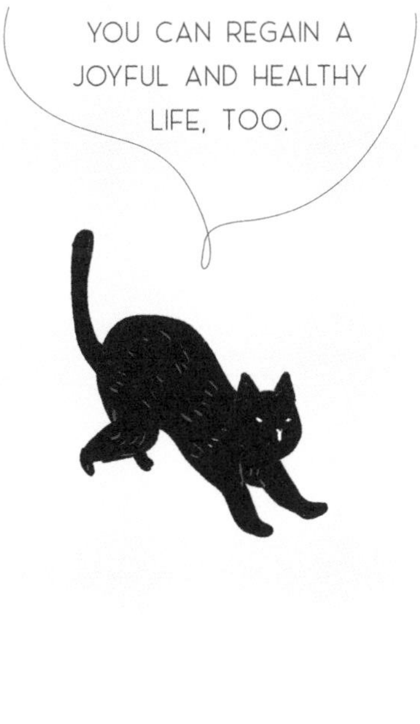
YOU CAN REGAIN A JOYFUL AND HEALTHY LIFE, TOO.

在妹妹心目中，或者說，在很多好友的眼中，我一直是個非常堅強的人。病了這麼多年，幾乎沒怎麼哭過。但不管如何堅強，終究扛不住這樣周而復始的折磨。某一天，我終於崩潰了，在跟妹妹通電話時忍不住痛哭失聲，我能做的都做了，老天到底還要我怎樣？為什麼我要這樣困在身體裡，什麼事都做不了？為什麼我要反反覆覆地遭受這些折磨？……

PART 1

芳喵從棺材裡爬出來的故事

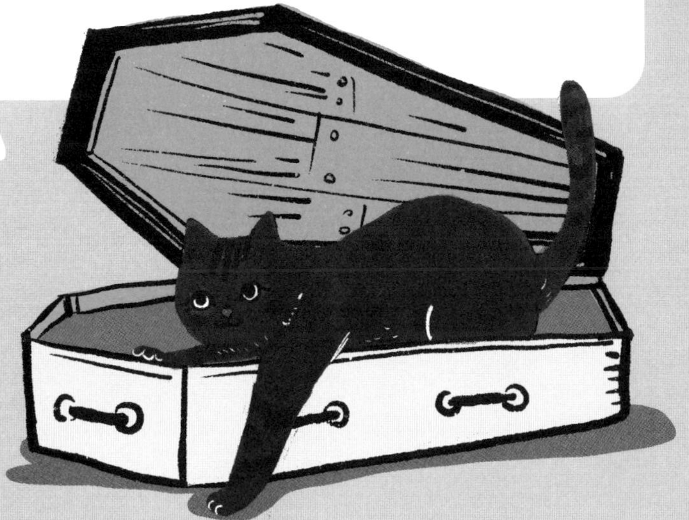

1-1 恐怖的耶誕節前夕——自律神經大崩潰

二〇一一年十二月二十四日，風和日麗的天氣，空氣中飄盪著耶誕前夕的慶祝氣氛，整個人的心情都跟著雀躍起來。我，一個三十七歲的家庭主婦，踏著輕鬆愉快的步伐走出家門，抬頭看了一眼湛藍的天空，閉眼感受了一下陽光的溫暖；接著，前往與姐妹淘G的約會，邊走邊想著，等等幫她辦完房子過戶，我們還可以去逛逛、吃個飯。打著如意算盤的我，全然不知道等會兒迎接我的會是什麼。

早上十點多的火車站，乘客不算多，上了火車，挑了個可以看風景的座位，喝著奶茶，準備享受這趟短短的交通時間，從鶯歌到板橋，也不過十八分鐘。就在這時，我忽然定格了。

身體發生不對勁的情況之前，我通常會像是收到地震警報似的，立刻警覺、觀察情況，這時我就知道，討人厭的徵兆又來了。因為從小就有低血壓、低血糖的問題，瀕臨休克、昏倒是家常便飯，所以手上總是會帶著一杯含糖飲料以備不時之需，只要一感覺不對，馬上喝兩口飲料就會舒緩。

但這次，喝了很多口奶茶都沒發生作用，怎麼會沒有用呢?症狀在短短幾秒內持續惡化，先是熟悉的頭暈、全身無力癱軟、發抖、心跳加速、眼前畫面開始縮小；緊接著是不熟悉的症狀，像是看著快壞掉的電視螢幕，很多雜訊雪花，漸漸變暗，然後是突如其來的窒息感、胸口像被重擊、手腳頭發麻、強烈反胃噁心、瀕死感，以及強烈的「慌」。

我不知道一般人會不會直接倒地，我當下是真的很想，不過從小就常常處理身體的突發狀況，我知道絕不能倒在火車上。行進中的火車無法送醫，若是錯過下車，下一站又要耽誤好幾分鐘。這時，剛好火車到站，拚著最後一點力氣衝下火車，一站上月臺，迅速用目光尋找站務人員，發現一個站務人員在左前方，勉強舉起一隻手引起他注意後，就放心地往地上倒。*

倒地後，我沒有失去意識，只是身體完全不受控制，連一根手指頭都動不了，甚至眼睛也無法睜開，沒辦法回應站務人員的詢問，他們應該以為我失去意識了吧。靜靜地聽著站務員用無線電呼叫救援，此時我反倒恢復了點平靜，反正眼下動不了也做不了別的事，就開始分析著到底是怎麼回事。（眾目睽睽，我還趴在地板上想事情……有點滑稽）

含糖飲料沒用，所以不是血糖過低。

血壓過低？但是其他的症狀跟以往血壓過低快休克的感覺又不太一樣，多了很多不該有的症狀。

---

*施醫師說，在這種明明身體遭受突發的痛苦衝擊，應該要失去意識、無法思考的狀態，頭腦卻能冷靜地分析當下應做的決策，是一種解離狀態。

氣喘發作？也不是，根本沒喘，只有窒息感，卻沒有呼吸急促，也沒有大口呼吸。事實上，感覺像是沒有在呼吸，控制呼吸的肌肉不歸我管，只能很微弱地吸到一點空氣。

邊思考著卻又想笑，身體罷工，腦子卻沒停過，為什麼不乾脆腦子也罷工，昏過去就不會感受到身體的痛苦了，整我嘛！

上了救護車，我居然還在想「我第一次坐救護車耶」。嗯，我一定是瘋了，這也太不正常了！躺在救護車上，呼吸慢慢順暢了，腦子裡還在想著，「啊！要通知姐妹G，大概趕不及過去了。」可惜，只有呼吸恢復了點，我仍然動不了，眼睛也還睜不開。

到了醫院的急診室，狀況稍微恢復了一些，勉強可以回應醫師的問題，只是聲音微小，斷斷續續，難以施力。看醫師的反應，顯然醫師也不知道怎麼回事，開了放鬆之類的藥讓我昏睡。昏睡前，打了電話給G，讓她知道我去不了了。等我醒過來時，她已經辦完過戶來看我了。

出了急診，G提議吃點東西好了，免得我又餓過頭、血糖過低。比較親近的朋友都知道我的怪怪體質，毛病很多，從小就隨時注意自己會不會昏倒。走在三峽老街上，我還是很虛弱，也沒胃口，走路搖搖晃晃的，隨便挑了間麵店叫了麵。小吃店的空氣真的是不太好，才坐下就覺得空氣很悶，沒有幾分鐘，該死的！所有的症狀全部捲土重來！

有了前面的經驗，這次比較能應付了，強忍著想立刻倒地的衝動，跟G商討怎麼辦。

「還是回家休息好了，去急診還不是讓我睡而已。」

「嗯，那叫計程車好了。」

「可是老街裡沒計程車，走到大街上又好遠，我可能走不過去。」（當時要是有 Uber 多好）

「那怎麼辦？」

「我記得前面好像有派出所，去那邊請他們幫忙打電話叫車好了。」

我們以蝸牛的速度前進，每一步都很艱辛，每一步都讓我好想直接倒在地上，眼前的景象彷彿一直是透過舊式相機的小洞觀看外面，整個畫面隨著步伐不停晃動，搞得我頭更暈了。好不容易走進派出所，火速瞄準最近的椅子，二話不說，先坐再說。警察們楞了一下，看我癱坐在椅子上，一副說不出話來的樣子，他們轉向G。G說明了來意，警察們打量著我，竊竊私語了一陣，然後拒絕了幫忙叫計程車。

「你的臉色很差，都白成這樣了，還是去急診比較好。」（我天生白，就算不是病成這樣，也一樣白啊！大人～）

「我剛剛才去過耶！我想回家休息應該就可以了。」

「不行啦！我幫你叫救護車。」

「不是吧！又叫救護車?!一天坐兩趟救護車，進兩次急診？」

「破紀錄了！」G苦笑著。

再次進了急診，同一位醫師，又開了讓我昏睡的藥，睡醒之後仍然暈得亂七八糟，不過至少有計程車可以坐回家了。從急診回到家後，我仍然頗不舒服，全身無力、食欲盡失，反胃感不斷，而暈眩感讓我覺得每次轉動頭，都好像頭裡面有東西流過來再流過去。

隔天，也就是耶誕節當天晚上，老公的朋友來訪，我癱在臥室床上無法見客。他們在客廳聊天，我在床上卻越來越難受，兩邊鎖骨以及後肩感覺緊縮起來，甚至有點痛，大概像是烤魷魚那縮起來的樣子，胸口像被壓住了。眼前畫面又開始不斷縮小、飄雪花雜訊、晃動，極度頭暈想吐，雙手臂和頭都發麻，甚至出現沉下去的感覺。要沉去哪？我也不知道，這是很奇怪的感覺。我覺得像是被鎖在一個無法跟外界聯繫的盒子裡，從一個小洞看外面，頗有與世隔絕的味道。

雖然從昨天就一直躺在床上，但翻來覆去都無法緩解症狀，客廳中他們聊得愉快，我卻漸漸地開始有快要失控的感覺（後來才知道這叫做恐慌感）。眼看是撐不下去了，似乎還是得要到急診報到，費盡力氣只能發出一點點聲音，好在老公聽見了，跑進來看我。我只能斷斷續續說出幾個字：「我很不舒服，要去急診。」

是的，接連兩天，第三次進醫院急診。是的，又是同一位醫師，要不是痛苦得快死了，我臉上應該會有不只三條線。還好朋友有開車，不然又要上救護車，那就真的連救護車都上了三次。

醫師拿著病歷板過來，臉上很明顯有「又是你！」的表情。

「怎麼啦？還是一樣的症狀嗎？」

我點點頭，「嗯，感覺更嚴重了。」

「你來急診的次數太頻繁了，之前有些病患也是這樣，我懷疑……你是不是有壓力？焦慮？最近是不是太緊張？很可能是身心症。」

一聽到「身心症」三個字，一般人很自然一知半解地認為是心理有病，老公和朋友顯然已經有點怒了，因為我在家人朋友眼中，是個天不怕地不怕、理性冷靜的人，他們無法把壓力過大、焦慮害怕這種東西跟我聯想在一起；更何況我是個家庭主婦，沒小孩，這兩年恐怕是我人生中最輕鬆愜意的一段時期，怎麼可能壓力過大，也沒有東西可以焦慮啊。

醫師轉頭看到他們倆的表情，受到驚嚇，不知所措，似乎想要解釋，又怕兩個男人更怒，感覺很為難，都結巴起來了。

「你們先不要生氣，這種狀況……可能……這樣一直來急診也不是辦法……」

眼見情勢緊張，我覺得我老公已經快要對他怒吼了，搞不好會賞他一拳，得趕緊給醫師臺階下。現在急診暴力太多，難怪醫師一臉驚恐，也真難為他了。

「我念過心理諮商，對身心症有點概念，你可以直說沒關係。」

「我建議你掛精神科門診。」醫師明顯鬆了一口氣。

「那麻煩你幫我掛明天的門診，謝謝。」

醫師迫不及待地離開，兩個男人仍然很怒，我也沒什麼力氣安撫他們，只能說先看門診再做打算。之後，又是開了放鬆藥，在急診睡了一覺就回家，整個晚上依然沒有好轉跡象，只能期待明天的精神科門診了。

這恐怕是我人生中最難忘的耶誕節了。前一天還開開心心地出門，半小時內就完全變了調，晴天霹靂。我雖不喜歡枯燥無味的人生，但也不用這麼戲劇化吧！

1-2 嚇壞人的藥物不良反應

隔天早上，老公向公司請假，帶著虛弱的我趕赴昨天那急診醫師幫我預約的精神科門診。坐在候診椅上，如坐針氈，坐立難安，除了原本的症狀，還加上沒來由地「慌」、難耐的「焦躁感」，等待的時間真是難以形容的漫長。

好不容易輪到我，醫師只花了兩分鐘聽我講這兩天的症狀，就判斷是「恐慌症」，開了藥，沒解釋、沒多說，進門診總共只有三分鐘，我就被趕出來了。這樣不會誤診嗎？

帶著莫名其妙的感覺回家吃藥，腦袋裡再次想起，恐慌症?!什麼東東？是我記錯了嗎？在大學念心理諮商的時候，課本上不是寫短暫發作就恢復正常嗎？我持續了兩天是怎樣？

吃了藥，繼續躺在床上，一邊拿著平板電腦查「恐慌症」是怎麼回事。我沒記錯，「恐慌症」應該是突如其來，短暫的發作，然後就恢復正常；最明顯的症狀應該是換氣過度，也就是喘。那我是怎麼會被醫師判斷成恐慌症的？我沒喘，而且也沒恢復正常，等門診時有覺得慌倒是真的。

還沒來得及理清腦袋裡那些思緒，突然地，藥效發作了，馬上令我跌進更深的地獄，猛然地天旋地轉，全身發抖、冒冷汗、心悸，似乎胸中的那口氣都快提不上來了。一股強烈的嘔吐感湧來，我急忙翻下床，想去廁所，但很不幸，此刻，我已經一點力氣都沒有了。趴在地上，如字面上的意思，我「手腳並用」地爬向臥室內的廁所，卻萬萬沒想到，離我床邊不過一百八十公分距離的馬桶，我竟沒能撐到，就直接吐了起來。這一吐，還真有沒完沒了的趨勢。

老公這幾天似乎也是一直繃緊著神經，一聽到臥室裡的動靜，馬上飛奔而來。看著我狼狽地趴在地上猛吐，一時之間也不知道該怎麼辦。等到我差不多快把胃給清空了，好不容易能擠幾句話出來，讓老公趕緊打電話給醫師，看要怎麼處理。

電話是護理師接的，叫我一定要本人到場才能換藥。我快瘋了，真不知道這個樣子要怎麼爬出門，不去又不行。老公後來幾乎是用抱的，把我弄到醫院。

千辛萬苦的換了藥，回到家，老公對醫院的不滿已經爆炸了，狂罵爛醫院、爛醫師、開的什麼爛藥。我知道老公是心疼我才這麼暴怒，我自己倒是沒這麼爆炸，只是覺得這家醫院糟透了，之前兩顆扁桃腺發炎化膿，高燒不退，也是把我放在走廊自生自滅，連自費都不給住院，說我會去用健保退錢，這梁子已經結大了。這般新仇舊恨，而且換了藥也沒讓我好過一點，我心裡對那醫師的診斷就更加不信任了。

不過，我沒花什麼時間發洩情緒，一心只想找出解決辦法，怎麼樣才能讓我脫離苦海。我對藥極容易適應不良而產生副作用的體質，之前已經把我的家庭醫師整得一看到我就會連人帶椅子嚇退好一段距離。

他會這麼驚嚇，是因為多年實驗下來，能用在我身上的藥已經沒剩幾種，那一發燒就得掛點滴、點滴一打完四小時內迅速再燒回四十三度多的體質，每次都會讓他死掉很多腦細胞。

回顧了一遍過往的吃藥經驗，往年就算只是個小感冒，都能在吃藥後直接倒在地上，再加上這次的經驗，心裡對於再嘗試新的藥，浮現了不小的恐懼。畢竟剛剛那種猛烈的反應，我怎麼樣都不想再來一次，多搞幾次，恐怕命都要折在這裡。再找別的醫師開藥，似乎也有很大機率只是徒增痛苦。

但是不吃藥，到底還有什麼方法呢？

每一秒鐘都覺得生不如死，我那時已經開始有「一死以求解脫」的想法。這才幾天而已，病痛的折磨就已經一點一點地侵蝕著我的意志，我真的不知道自己還能維持理智多久？什麼時候會崩潰？只是心裡暗暗想著，一定要在崩潰之前找出解決辦法。

1-3

期待落空的治療

接下來的幾天，繼續吃著那感覺沒什麼用處的藥，忍受著不知道多少症狀的肆虐。長日漫漫，度日如年，這時還真頗能感受這些文詞中的意境！本來指望睡著就能暫時擺脫痛苦，沒想到人算不如天算，我睡眠障礙了幾十年，但這段期間真讓我開了眼界，障礙到極致啊！

本就難入睡不說，入睡前，正是一天中最累、體力用盡的時候（即便我根本下不了床，光是忍耐痛苦就能耗盡所有體力），各種症狀也會同步加重。真要形容的話，像是全身的神經都如同魷魚被加熱一般，同時縮起來了，那種緊繃感與疼痛令人難以忍受（而這只是一堆症狀的其中之一）。

即使好不容易睡著也睡得很淺，幾乎都處於半夢半醒之間，我的貓、我老公在做什麼，很多時候我都是清楚的。有的時候，一點點的聲音就會把我「驚」醒，不誇張，真的是「驚」，身體會跳一下，累積個幾次，我就會抓狂地對我老公大吼大叫：「我要睡覺！」他也很無奈，就只是開個房門，那種平時根本聽不到的聲響，實在算不上是噪音呀！在這樣的情況下，我一天能睡到兩三個小時就偷笑了。

醒來的時候更恐怖，活像是被火車撞到似的，眼睛才睜開就突如其來地一陣莫名恐慌、噁心、暈、窒息感、心臟亂跳一通、全身緊繃痠痛……總之，身上好像沒有一個細胞是運作正常的。

從我獨立生活以來，就一直在修練我的心智，希望能讓心理素質變得強大，處變不驚，有更多的勇氣去闖去衝。後來的確也讓身邊的人以為我天不怕地不怕，冷靜又理性，那些緊張、焦慮、擔心的情緒也逐漸離我遠去，慢慢變得越來越陌生。其實那些讓人不舒服的情緒都是事出必有因，只要針對事情建立一套無懼的信念和想法，也就可以處理了。

但這種沒來由的恐慌感，我還真拿它沒辦法。它，不是一個可以處理的事情，完全不受控制。到底在慌什麼？不管我問自己幾百次也不會有答案。這個病，恐怕是我人生有史以來最為棘手的事情，連從何下手解決都想不出來。

躺在床上，拿著平板電腦繼續尋找著指路明燈。當時因為醫院的醫師說是恐慌症，所以我就以「恐慌症」當關鍵字去搜尋，看到很多病患分享：辛苦奔波各大醫院，結果都對藥物適應不良，沒治好，到後來都已經絕望了，甚至有人因此得了憂鬱症。

我想並不是所有病患都沒治好，會出來分享的人，應該就是像我這種對藥物反應不良的，寄望著在網路上喊一喊，或許有人會告知不同的療法。看了這麼多分享，結論也就是，我最好不要浪費時間、體力與金錢，再跑一遍他們已經走過的冤枉路。

二〇一二年的網路，資訊貧乏，跟二〇二三年比起來，截然不同。反覆重組幾個關鍵字，不停地在網路上尋找，皇天不負苦心人，終於讓我找到一位專門研究自律神經失調的醫師，他的治療以電波治療為主，病患的經驗分享也很正面。是的，到這時，我才知道「自律神經失調」這個東西。在這醫師的網站中提到，恐慌症是自律神經失調的其中一種，但事實上很難定義，因為自律神經失調的症狀，每個人都不太一樣的，這也就是為什麼我會覺得我的症狀不完全符合恐慌症的描述。

看著網站中強調「不用吃藥」，這對我來說，簡直是菩薩來著。但我根本下不了床，又要如何出門去那麼遠的地方看醫生呢？猶豫了幾天，還是決定拚了，無論如何也要試它一試，只要有那麼一點點可能，我都要去試，再不解脫，我會發瘋，已經一刻都不想忍耐了。

心動不如立即行動，撥打預約電話，沒想到預約爆滿！結果預約到二〇一二年的一月十三日，也就是說，還要繼續忍耐個幾天，但至少心裡能懷抱個希望。

從二〇一一年十二月二十四日第一次進急診，到二〇一二年一月十三日第一次去到這個專門治療自律神經失調的診所，總共是二十天。也就是說，我已經生不如死地撐過了二十天。這二十天幾乎吃不下任何東西，雖然沒量體重，但依照我易瘦的體質，應該已經掉了不少，人也已經虛弱到不行。

驚豔的治療初體驗

二〇一二年一月十三日這天，痛苦地爬起床，隨便穿了寬鬆的衣服，出門前往診所。在電梯裡，看到鏡子中的自己，我被自己的臉嚇到，氣色不好已不足以形容，整張臉呈藍紫色，看起來濕濕黏黏的，大概可以跟我氣喘急性發作時的臉相比了！（多年後，有位醫師說陳水扁發病情況危急，描述的就是我臉上那種情況，我才知道，原來我也是危急了一段時間呀！）

在計程車上，三十多分鐘的車程，不知怎的，一直有想奪門而出的衝動，卻又癱軟在座位上動彈不得，沒有一個姿勢是舒服的。司機想跟我聊天，我卻說不了幾句話，很忍耐地繼續「度秒如年」，深怕自己會吐在人家車上。

好不容易到了診所樓下，舉步維艱地走進診所，搖搖晃晃，速度和動作都跟月球漫步差不多。診所的幾個工作人員看到我，各個都一臉驚嚇。其中一位年輕的護理師馬上過來攙扶，帶我到一張舒服的單人沙發椅坐下，幫我報到，好親切，很溫暖。

接著一位助理帶我到諮詢室，詳細問了為什麼來看診、填寫生活習慣問卷、近期重大壓力事件表等等，完全不趕時間，問得很詳細。完成後，等了一下就進到診間，醫師也很有耐心，也不趕時間，儘管外面大排長龍，仍然很仔細地問我病史。光是這兩位的耐心，就讓我感受到被重視了，終於有人很認真地想瞭解我的身體怎麼了，不管最終能不能治好，已經感恩在心。

講述病史的過程，醫師和助理不住地大驚，一直不停地「蛤～～」，儘管身體有萬般不適，我也是被他們的反應給逗樂了。

首先是，我媽說我從嬰兒時期就很難帶，愛哭鬧，不愛睡覺。大一點的時候，晚上不睡覺會跑起來敲鍋子，還把外公那朵一年只開一次的花給吃了。這失眠問題一直到長大，幾十年都一樣，難睡易醒，睡眠品質非常不好。

免疫力也沒什麼作用，別人生病，我就生病，連麻疹都得了三四次。從小就咳嗽治不好，喉嚨都快要咳破，後來到二十六歲左右，氣喘急性發作去看醫生，才知道小時候不是感冒，是過敏性氣喘（沒有痰的那種，我阿姨的氣喘有痰，可能是氣管一直發炎生痰）。好笑的是，我從小就是游泳選手，還不是短距離的項目，甚至還被抓去參加一千五百公尺的跑步比賽。

皮膚也極容易過敏，吃香菇過敏，吃牛肉過敏，海鮮更不用說了，常常都是嚴重的蕁麻疹，保養品也幾乎都不能擦。

還有體溫過高的問題，SARS期間，我哪裡也去不了，體溫隨便就是三十七度以上。小時候常常發燒超過四十度（現在發燒也還是超過四十度），老媽說，一週要跑兩三次夜間急診，全身擦酒精退燒，老父老母都快瘋了，說生我折壽十年。夏天我老公也會叫我滾遠一點，冬天比較愛我。

最難搞的是低血糖、低血壓、低血脂。是的，三低，我的飲食完全要跟所謂的養生相反。曾經連吃三天清淡的餛飩湯就瀕臨休克送急診，小時候一天七餐，但睡前那頓要是沒吃或吃不夠多，早上起來就眼前發黑昏倒。而這身體怎麼吃都不會胖，都不知道吃去哪裡，媽媽常被懷疑虐待兒童不給吃，挺冤的。妹妹也說我的肚子裡有黑洞。

某次去醫院照顧外婆，沒吃早餐就過去，一到醫院看到蜂蜜蛋糕，抓起來就吃，然後就……直接癱倒，把失智的外婆都嚇清醒了，漲紅著臉，坐起來抓著病床的扶手發抖。

在護理師們一陣七手八腳之後，本來要去照顧人的我，也住院開了一間房，安排了大大小小全面的檢查。晚上長輩們都到了，集體碎碎念：「叫你來照顧阿婆，你怎麼自己也住進來了，湊什麼熱鬧?!」我也不願意阿！我怎麼知道吃個蜂蜜蛋糕會這樣。

後來醫師來跟老父老母報告檢查結果，他說，沒有甲狀腺問題，沒有糖尿病問題，消化也沒什麼問題，但血壓低、血糖低、血脂低。他自己發明了一個詞來形容我的體質叫「高消耗性體質」，意思是儘管我很會吃，但增加能量的速度趕不上消耗能量的速度（是啊！體溫這麼高，消耗不快才有鬼）。他建議我飲食要吃鹹一點（拉高血壓），還要隨身攜帶葡萄糖（拉高血糖）。

從此之後，我就知道，起床後不要空腹吃固體食物，要先喝點含糖飲料，因為啟動消化系統是需要消耗很大能量的，會使血糖突然降低。

到這裡，病史講完，用寫的都落落長了，醫師真的很有耐性，從他們的反應看來，我這種體質，他們好像並不熟悉，可能少見吧！最後醫師認為，這不是單純的恐慌症，也不是因為壓力、焦慮引起的；因為我賦閒在家給老公養，沒有重大壓力事件，也沒有持續性的壓力或焦慮，再加上從小的病史，應該是「先天性自律神經失調」，恐慌感只是自律神經失調的其中一部分症狀。助理說，聽完病史，覺得我好像整組壞光光，事到如今，我自己也有這種感覺。

在看診前，除了前置的諮詢之外，還做了自律神經的儀器檢查，一個像照超音波的東西在身上各個特定的點偵測，每個點都會得到一個數值。檢查出來的結果如下圖：

醫師解釋說，這些數字代表自律神經中的交感神經的活躍狀態，數值範圍在四〇到一一〇時，自律神經的運作是正常的。而我的數字，在圈起的部分，都低得可憐，有的則是偏高。

醫師判斷，我一開始發病時，交感神經狀態是有的很興奮，有的很低落，醫院的醫師開的藥應該是抑制交感神經興奮的藥，不論部位，通通抑制，結果就是，原本很興奮的部位低下來一點，但原本就低落的部位被抑制得更低落，本來有點低的也被搞得非常低，導致嚴重的後果。

醫師說，我算來得快了，才二十天就來找他。很多病人都在各個大醫院到處做檢查，不停地換醫師，一年半載後才找到他這兒來。我回說，就是在網路上看到很多人這樣做，我才不想浪費時間、精力、金錢，更何況，都已經這麼嚴重了，再拖下去，我會瘋掉。隨後，醫師開了處方，幫我換了藥，還加上了健康食品，以及應治療的部位。另外還交代不能碰咖啡因，這下要跟我最愛的奶茶說掰掰了！

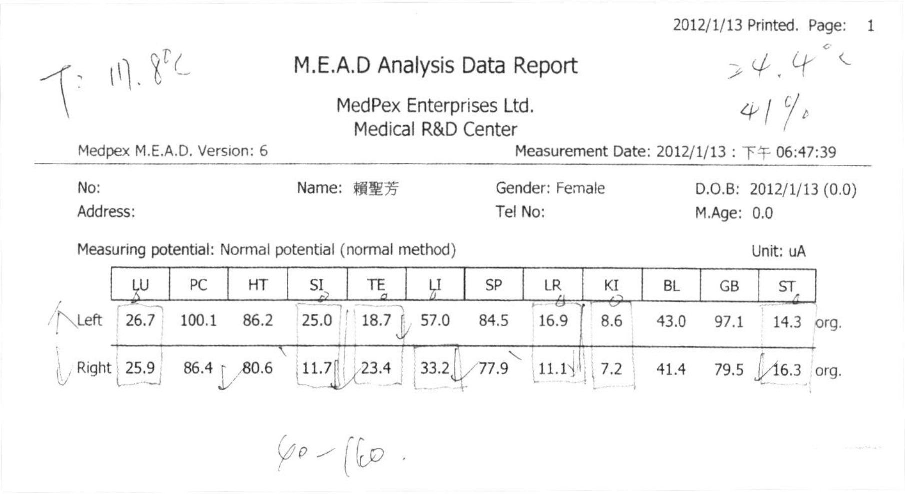
2012/1/13 Printed. Page: 1

M.E.A.D Analysis Data Report

MedPex Enterprises Ltd.
Medical R&D Center

Medpex M.E.A.D. Version: 6　　Measurement Date: 2012/1/13 : 下午 06:47:39

No:　　Name: 賴聖芳　　Gender: Female　　D.O.B: 2012/1/13 (0.0)
Address:　　Tel No:　　M.Age: 0.0

Measuring potential: Normal potential (normal method)　　Unit: uA

	LU	PC	HT	SI	TE	LI	SP	LR	KI	BL	GB	ST	
Left	26.7	100.1	86.2	25.0	18.7	57.0	84.5	16.9	8.6	43.0	97.1	14.3	org.
Right	25.9	86.4	80.6	11.7	23.4	33.2	77.9	11.1	7.2	41.4	79.5	16.3	org.

出了診間，前往治療區，這個區域非常舒適，很安靜，播放著很小聲的輕柔音樂，燈光也很暗，大又軟的個人沙發，整個環境營造出很放鬆、很寧靜的感覺。

在等待治療時，感到很餓，明知血糖低卻又吃不下東西，一直不停地覺得噁心，想了想，還是覺得應該要吃點什麼，免得病情雪上加霜。拉了一位護理師問，這附近有沒有賣粥，因為我血糖太低，得吃點東西。護理師一臉擔心的表情，她之前看到我月球漫步地走進來，而且我的臉仍然是藍紫色的，她說：「你這樣能去買嗎？我去幫你買啦。」人真好，太感動了！對於我這種已經被病痛搞得快魂飛魄散的病人來說，這樣充滿溫暖的地方，真的很有撫慰心靈的效果。

做完一個小時的治療，人頓時覺得輕鬆不少，坐計程車回家時，竟然可以跟司機報路，還小小的聊了天，沒有再想奪門而出的焦躁感，甚至有點力氣能夠好好坐著，而不是癱著。開心極了！簡直是奇蹟呀！回到家，馬上跟妹妹講治療效果，妹妹很緊張地問：「醫生年紀多大了？你很需要他，他要是退休了怎麼辦？」我還當真沒想過這問題，我想這醫生可能還有十五、二十年才會退休吧！希望是。

留下了未爆彈

在那第一次的神奇治療後，我又持續治療了三個療程，每個療程十四次，總共四十二次治療。從二〇一二年一月十三日到五月七日，歷時將近四個月，療程中搭配保健食品補充營養，以及藥物輔助，睡眠障礙也漸漸轉好。隨著情況好轉，我也說不出還有什麼症狀，醫師就決定結束治療。

但這裡遺留了一個問題，我雖然說不出有什麼症狀，但自律神經失調沒有完全好，這是我可以確定的。我依然會有隱隱約約要發作的感覺，等待紅綠燈過馬路或是在超商排隊結帳時，我仍然會有不小的不耐煩，這都不是正常的情況，彷彿有個背後靈，怎麼樣也甩不開。

我的身體帶著那背後靈，在接下來一年的時間中，症狀又緩緩地一個一個重新浮上檯面。無奈之下，在時隔一年的二〇一三年六月十日，再度進行治療，但此時，我對這個療法已經失去了最初的那種信賴感。當初結束治療時沒有徹底痊癒，一年不到就再度逐漸跌回原來的情況，難不成我每年都要受一段折磨再花一筆大錢嗎？這可不是長久之計呀！況且，始終沒有感受到神清氣爽的健康感，這也是我很不滿意的地方。或許，這個療法有它的局限性，說不出症狀，就沒有辦法治療？

再度展開療程，很不幸地遇到夏天，在炎熱的天氣外出，從鶯歌到臺北車站這麼遠的路程，對身體是一大考驗。進行到第二個療程時，我突然在某次治療中強烈發作，心悸、發麻、窒息感、恐慌等，這不僅讓我震驚，更讓我心慌，因為這個治療被我視為救命符，只要不舒服，做了治療就會緩解、舒坦，如今卻在做治療時發作……那麼下次發作時，還有什麼辦法能助我快速脫離苦海呢?!

老公得知我居然在治療中急性發作後，勸我暫停治療，這麼熱的天氣不如不要出門，避免任何刺激身體的事，好好在家調養，可能反而會比較舒服。想想也是，低血壓怕高溫，且低血壓、低血糖都有可能會引發自律神經失調的急性發作，於是也就暫停了治療。

1-4 活著不如死的好

從出生以來，我就帶著許多自律神經失調的症狀，我和醫院的熟悉度，差不多跟我家廚房一樣。從小就是藥罐子，吃不完的藥，打不完的針，無數搞不清楚為何治不好我的醫生，三不五時倒在家裡、學校或路上，這些都是我的日常，四十年來都是這樣過的。久而久之，只要又出現什麼新的問題，都可以很輕易地就歸咎到「我的爛體質」。

然而，儘管有著這麼多的問題，我仍然是個很好動的人，過了一段讓我很滿足的歲月。

原本人生中的美好

從小學到國中二年級，作為游泳選手，我的破身體要熬過嚴酷的訓練，會比其他隊友更辛苦一些，然而在全國性比賽能拿到獎牌甚至是獎學金，一切就都值得了；隨之而來的，還有身為運動員的驕傲，以及在運動中那種淋漓暢快的感覺。

高中到二十多歲，排球、籃球、游泳、直排輪都是我熱愛的運動，直排輪曲棍球、蛇板等等新鮮的運動也會不時的玩一玩。溜冰最瘋狂的時候，在萬年冰宮從早溜到晚，三餐都在那裡解決；離開冰宮後還會和三五好友一起成群結隊地去溜街路跑，一天十幾個小時不知疲倦地穿著直排輪奔跑，好像有用不完的體力。

我從小就難入睡，後來獨自在外生活，睡不著就乾脆不睡了，這世界還有好多我想體驗的事情！要工作、要念書、要玩、要交朋友、要談戀愛，時間顯然不夠用，躺在那裡翻來覆去地找周公，擺明是浪費時間。

雖說那些年活得精彩、刺激又過癮，但年少輕狂、無知愚昧地消耗著那原本底蘊就不夠厚實的健康，簡直是短時間內拚命燃燒生命。到了快要三十歲左右，終於油盡燈枯，我開始嘗到苦頭了。

氣喘的那些年

最初，是咳嗽治不好，家醫科覺得不是感冒，將我轉介到氣喘專科，我才知道，小時候那治不好的咳嗽，其實是慢性氣喘，醫師說是過敏的關係。好吧！我一直都有過敏的問題，連氣管都過敏了也不奇怪。

但氣喘也是挺折磨人的，一天二十四小時的咳嗽，咳到換不了氣，覺得肺都快被我吐出來了。晚上也不能躺著睡，只能半靠在床頭，坐著睡。一天三次吸著藥物蒸氣，我這藥罐子還升級了，不光是吃藥，還要吸藥。

某次回診，我忍不住問了醫師一個問題。

「醫師，我怎麼覺得每天都很虛弱，沒有精神？明明都在休息啊！」

醫師和護理師同時笑起來，我還不明所以，傻傻地望著他們，心想著，這個問題很好笑嗎？

「你一直都在缺氧狀態，當然會覺得虛弱呀！」

我無言地嘴角忍不住抽了抽，他們看到我的反應，笑得更大聲了。呃……我似乎問了個蠢問題，看來缺氧不光是讓我虛弱，連智商都下降了！

某天，我突然吸不上氣了，在沙發上掙扎著，越想越不對，急忙打了電話給我那位對氣喘很有經驗的阿姨。阿姨聽完我的描述，叫我立刻去找我的醫師，說是氣喘急性發作，就是奪走鄧麗君性命的那種；我一聽，這不是普通的嚴重，馬上讓男友帶我去找我的主治醫師。

從鶯歌到新莊，就我當時的情況而言，這路程不算短。沒有想到，好不容易撐到了診所，卻被醫師趕了出來，說是發作的情況太嚴重，他沒有辦法處理，讓我馬上到林口長庚急診室。

出了診所，一想到新莊到林口那距離，我下一口氣都還不知道喘不喘得上來，頓時蹲在地上大哭，男友被我一嚇，手足無措，不知道現在該去開車還是安慰我，連林口長庚怎麼去都被我嚇到忘記。當時導航沒有現在這麼發達，全憑人腦導航，所幸，他很快就恢復冷靜，用最快的速度把我送去。

氣喘治療了幾年，先是在氣喘專科獲得控制，後來轉去中醫調養。即便那位中醫師曾是大醫院的主任，醫術口碑極佳，但對於我的身體，他也說拉不起我的體重，能幫我的就很有限，頂多幫我調養到不會猛咳和急性發作，但沒辦法完全健康，還是得小心注意。不管怎麼說，大致上是能正常過日子了。

怪毛病輪著來

氣喘告一段落後，身體仍然沒有太好，不過，從小身體就爛，也沒有想太多。可接著出現的毛病，逐漸讓我覺得抓狂。

突然地持續性發燒，下背部微痛，我聯想到可能是腎臟的問題，去醫院抽血檢查後，果然是腎發炎。但這發炎即使在治療之下，仍然持續了一個多月，而且看了兩個醫師都是一樣的情況。醫師表現出百思不得其解的樣子，我才知道這樣好像不是正常的，不由得懷疑我是不是很賽地選到了兩位醫術不佳的醫師，還是我真的遇上了什麼怪事。

腎發炎好了沒多久，緊接著，女人每個月會來拜訪的那位大姨媽，竟然來了就不走了！居然連續失血了兩個多月，我就是血牛也禁不起這樣輸出啊！再一次地，看醫生也沒有立即止住這出血的摧殘。我的身體也虛到一個極致，原本就有的低血壓更低了，每天都眼冒金星、手軟腳軟的。

失血結束後，就是三大發炎——尿道炎、膀胱炎、陰部感染，週期性地輪著來，我都快要住進廁所了，那種灼燒感、疼痛、搔癢也是很難耐。

過敏的問題也日益嚴重，好處是，女人最大的開銷之一——保養品，我倒是省了，什麼都不能擦。但飲食上問題很多，眾所周知的海鮮不能吃，這還好，海鮮本來就貴，也不是平常飲食會吃的東西；但，蘿蔔、香菇、牛肉等等，這些我想都沒有想過會跟過敏扯上關係的食物，居然也引起嚴重的蕁麻疹，身上大片大片的突起物，活像被遠古時代巨大蚊子咬到的樣子，癢到抓狂，都被我抓流血了，不得不去皮膚科報到。

至於偏頭痛這個從年輕時就有的問題，也是漸趨頻繁，止痛藥整版整版的吃，還是痛到吐。要不是習慣了身體爛，我恐怕會跟我的讀者們一樣，懷疑自己是不是得了腦瘤還是什麼癌症，去把斷層掃描、核磁共振全都做一遍，然後纏著醫師問我是不是得了絕症。

輪著來的毛病，不管哪一種都讓我難以出門，於是，我漸漸地成為了宅女。

一年接著一年的苦熬，各式各樣的疾病像是排著隊來光顧，所有為人所知的髒話，我都不知道罵了多少次，從抓狂痛罵到無言以對。電視劇《步步驚心》中引用了一句王維的詩，我很喜歡：「行到水窮處，坐看雲起時。」那是四阿哥在失去地位、只能忍耐時，反覆書寫的句子，可以理解為「坦然面對人生絕境，低谷時就順應自然」。本想抱著這樣的心態度日，但，我萬萬沒想到，目前為止所面對的，竟然還不是谷底。

到了二〇一一年底，發生了本書開頭所寫的故事後，那谷底才真正的出現了，也是我人生中最大的考驗。

自律神經失調豪華全餐

在電波療法的治療中，雖然看似好像好了很多，但事後回想，其實也只是暫時解決了比較明顯的症狀，比如恐慌、心悸、失眠等，但那如影隨形的焦躁不耐、隱隱覺得隨時會急性發作的感覺，這些好像稱不上是「症狀」的問題，依然存在。甚至體重也沒有回升，體溫也依然偏高，這表示新陳代謝的速度仍然是有問題的。

而缺乏食慾、反胃噁心、感覺不到餓，算是這些年最大的麻煩之一。算上二〇一一年底開始到二〇一二年初，那最初的幾個月，以及二〇一三年初到二〇一五的五月，等於將近三年的時間，食不下嚥，什麼都吃不進去，吃什麼、聞什麼都要吐。本來就吃不胖的體質，體重直線下降，我老妹對我的形容是「紙片人，就剩一把骨頭了」。最後一次有力氣站上體重計時，我身高一百六十三公分，卻只剩不到三十九公斤的體重，再之後，應該還有繼續瘦下去，但我已經離不開床，沒有再量，虛弱到幾乎是靠著三餐按時強灌自己一瓶亞培安素在維繫著一口氣。

嚴格來說，我從出生就有自律神經失調，之前氣喘和毛病一堆的時期算是初步惡化，到二〇一一年之後是徹底崩盤。

在這些年中，那千變萬化的自律神經失調症狀裡，我到底經歷過多少種？讓我們來數一數。（下頁表❶羅列的大部分症狀，是從陳建銘中醫師的臉書上挑選出我經歷過的，少部分是我經歷過、但他沒有列出的。）

表格洋洋灑灑，驚人的數量，總共有一百三十五種左右，當然有些症狀描述可以合併為一種症狀，但也仍然數量龐大。你以為我把所有自律神經失調的症狀都走過一遍了嗎？並沒有！有些症狀，我並沒有經

膀胱	頻尿、尿不乾淨的感覺（膀胱過動症）、夜尿、慢性尿道炎、膀胱發炎。
流汗	盜汗、遇熱卻不流汗。
睡眠失調	難入睡、淺眠易醒、半夢半醒、睡睡醒醒、容易驚醒、夢魘、多夢、容易鬼壓床、不寧腿症候群。
情緒	緊張緊繃、焦慮、害怕恐懼、莫名的恐慌、預期性焦慮、坐立難安、靜不下來、憂鬱、情緒低落、莫名想哭、莫名悲傷、煩躁、沒耐心、容易生氣、激動、對什麼事都提不起勁。
大腦功能	注意力不集中（我已經從小有注意力不足過動症了，簡直雪上加霜）、忘東忘西（記憶力減退）、思緒混亂、腦子當機（理解力變差）、反應變慢（以上症狀可稱為腦霧）、不想講話、害怕人群、不想跟人互動。
全身性症狀	快暈倒（意思是會倒下來，但沒有失去意識）、虛弱無力、疲勞倦怠、全身痠痛、全身發麻、全身上下不舒服、全身發抖、手腳會抖、體力消耗快速、體溫過高、血糖過低、血壓過低、新陳代謝過快、起床特別不舒服。
異常感覺	體感溫度異常（無法正確判斷天氣溫度，甚至多次熱到中暑才驚覺是穿太多了）、觸電感、味覺異常（吃什麼都是酸的，讀者們有其他的味道）、對聲音敏感、對光線敏感、嗅覺敏感（有點像懷孕時所有味道都被放大了，或是一直聞到不存在的味道）。
免疫力	不會感冒（有些中醫師的說法是，實際上感冒了，把脈能看得出來，但卻不會出現感冒症狀，只有渾身的不對勁，免疫系統似乎根本沒有去作戰），容易發生各種感染、發炎、過敏問題。

表 ❶ / 常見症狀列表

心臟	心悸、心跳大力、心跳無力、心律不整、聽到心跳聲。
呼吸	胸悶、胸痛、氣短、吸不到氣、呼吸急促、突然會來個大力吸氣、氣喘。
腸胃	反胃、噁心、胃脹、胃痛、腹部脹痛、沒有食慾、感覺不到餓、體重下降、便祕、腹瀉、便意頻繁、殘便感。
頭髮	頭髮稀疏、掉髮嚴重。
皮膚	皮膚異常乾燥發癢、蕁麻疹、慢性濕疹、異位性皮膚炎、臉部潮紅。
肌肉神經	肩頸僵硬痠痛（給人按摩幾百次都不會消失）、腰痠痛、手腳發麻、肌肉不自主跳動、手腳無力、全身多處肌肉緊繃、感覺某幾條筋特別緊繃、多處神經痛。
頭部	頭脹、頭暈、頭痛（整個頭）、頭麻、頭重、偏頭痛（局部或太陽穴）、眩暈、容易暈車、漂浮感。
眼睛	眼睛模糊、視力模糊、視覺失真、眼睛疲勞、無法對焦、眼睛乾澀、眼壓過高（眼窩後面脹痛）、眼皮跳不停。
口腔	嘴破、舌破、牙齦腫脹。
鼻子	鼻黏膜乾燥。
咽喉	喉嚨卡卡、有異物感、慢性咽喉炎（喉嚨痛）、吞嚥困難。
月經失調	月經不規則、月經不來、月經不停、白帶、劇烈經痛。
冷熱失調	畏寒到不自主地發抖、手腳冰冷（需要穿厚襪子和戴手套的程度）、沒有發燒但身體發燙、沒有發燒卻覺得頭部很熱。

歷過，比如耳鳴、身體半邊麻痺、性功能障礙、異常出汗（曾經有讀者出汗嚴重到必須剃光頭）、慮病症等等。雖然不是真正的「豪華全餐」，但也相去不遠了！

陳建銘醫師寫的症狀列表，雖然他有些部分沒有列出來，但仍然遠比我在「芳喵隨筆」部落格中寫的列表還要多。由此可看出，自律神經失調是個極其複雜、難以捉模的疾病，因為自律神經掌管著我們身體中「所有不歸我們意識控管的功能」！

自律神經失調的特徵之一是反反覆覆，以上症狀要出現不只一次才能算是自律神經失調的症狀，否則，可能是其他疾病。也就是說，這些年來，我反覆地經歷上面所述的那些症狀，而且並不是一次只來一個症狀，而是我都懶得去數或無從數起的那種數量，同時在我身上肆虐。

就我這些年來與數千位讀者交流的經驗來看，跟我完全一樣情況的讀者是鳳毛麟角般的存在，所以不少讀者都安慰我：「你經歷這麼多，才能夠給我們帶來希望，你這麼嚴重都能痊癒，那我們沒這麼嚴重的，沒有理由不康復呀！」或是：「上天派你來做天使，你有使命的，你的經歷是為了能夠照顧各式各樣的自律神經失調患者，不管什麼症狀你都能給出幫助。」這些是後話，當年還在病中時，我可不是這麼想的。

活著，不過就是還能呼吸一口氣罷了！

有位讀者曾對我說：「我好像什麼事都做不了，生命很沒意義的感覺。」在自律神經失調的患者中，有這種感覺的人不在少數，在跟讀者們的私訊交流中也常聽到，只是有各種不同的描述而已。這感覺我非常瞭解，因為我很多年都是在這種感覺中度過的。

當我臥病在床的那些日子裡，下床是件極其困難的事情，於是，我把所有要用到的東西都集中堆放在床頭。然後，就在床上翻來覆去，變換著各種不同的姿勢，試圖找出一個能讓我好過一點的形狀，但，事與願違，沒有成功過。

原本躺在床上應該是個舒服的享受，但卻絲毫沒有減輕我的痛苦，生活裡只有「很痛苦」和「更痛苦」的差別，始終都沒有「不痛苦」的選項。度日如年？真心覺得這形容，清淡了點，度「秒」如年還差不多。

常常我掙扎了半天，以為已經熬過了不短的時間，一看時鐘，竟然才過了五分鐘!!實在找不到形容詞來完整描述我當時的挫敗感。但轉念一想：睡個覺對我來說都難如登天，一天睡不到兩三個小時，睡著也是半夢半醒，還有多夢、夢魘、驚醒等等的麻煩，幾乎無法靠睡覺來擺脫痛苦；那麼，熬過了多少時間還有意義嗎？又不是「終於熬完一天，可以解脫了」的情況。思及此處，便沒有再去注意時間了。

本章最開頭的地方，我描述了原本的人生，我是個好動的人，喜歡運動，喜歡人群，喜歡往外跑，甚至曾有好友說，要在我家找到我，機率很低。那個部分是為了跟病中的我做對比，是為了能夠讓大家感受到這之間的巨大落差，我是多麼難以接受失去行動的自由、失去人生中能擁有的美好體驗。許多無法出門、無法工作的讀者也都是這樣的感受。

每天躺在床上，很多時候，病情難受到連讀者們公認最能轉移注意力的追劇都無法進行，看沒多久反而更嚴重，頭痛欲裂、眼睛後面脹痛、反胃噁心等等，只好關掉電視。那還能幹嘛呢？睡覺？想得美，只能瞪著四四方方的臥室天花板，或是透過窗戶看著那被大樓遮蔽後的一點點天空。我從來沒想過有一天，我竟然會變成這樣的籠中鳥，被困在一間臥室裡，被困在這個什麼都做不了的身體裡。活著，還有任何意義嗎？我不過就是還有著一口氣罷了！死了都比這樣痛苦地活著要好。

有些讀者問我，為什麼我沒有去自殺？嗯，好問題，在我最痛苦的時候，我不是沒有想過自殺這件事，我甚至還認真的思考了死法。只不過，病情最嚴重，最容易讓我想去死的時候，通常連下床都辦不到，更不用說跳樓或買炭回來燒炭之類的行動，根本做不到。（有些憂鬱症患者在治療後反而自殺成功了，正是因為沒有治療的時候，根本無法自行下床，治療後有了力氣卻還沒有好到讓自殺念頭消失的程度，自殺就成功了，因此常常讓家屬誤解是藥物導致病患自殺。）

自律神經失調的特徵之一，就是起起伏伏、時好時壞。偶爾有稍微好一點的時候，可以下床走走，或是吃進幾口東西，但到了這個階段，我又不甘心去死了，自殺的事也就放著了。這種循環經歷過幾次後，我就知道，就算多年找不到解決辦法，我都不會真正地放棄自己。

無語問蒼天

在那稍微好一點的階段，問題又來了，「預期性焦慮」。因為我在外面路倒太多次，家附近的商店、道路都有路倒的記憶，以至於早餐店雖然就在我家對面，搭電梯下樓，走出大廳，走過那不到十公尺的馬路就到了，我卻有著巨大的恐懼，怎麼樣都走不出那道門。常常心裡掙扎了將近一兩個小時，卻無論如何都說服不了自己，最終還是放棄。幸好，我家這裡的便利商店老闆佛心來著，居然有外送服務，覺得可以吃點東西的時候，就請他外送到我家。（當年沒有美食外送服務）

預期性焦慮還會出現在親朋好友想叫我出門聚會的時候，甚至光是他們說「等你好了之後，我們去哪裡哪裡玩」，我就會不自覺焦慮恐慌起來，渾身不舒服。連大家關心我有沒有好一點的時候，腦子裡也會不自主地去把所有症狀給過一遍，然後，我就覺得快要急性發作了。後來迫不得已，我跟大家言明，別再提這些事了，才免去三不五時就出現的觸發因子。

在病情更好一點的時候，雖然還是有著諸多症狀，但至少我能做一點點生活上的事，為了能夠好起來，我盡力地做著所有看似能讓自律神經好一點的事情，曬太陽、出門散步、盡可能補充營養、泡澡、香氛精油放鬆等等，然後也不過就好那麼一小段時間，又會再度跌回到那時好時壞中「時壞」的階段，「時壞」的時間永遠比「時好」的時間長。

在我妹妹的心目中，或者說，在我很多好友的眼中，我一直是個非常堅強的人。病了這麼多年，我幾乎沒怎麼哭過。但不管如何堅強，終究扛不住這樣周而復始的折磨。某一天，我終於崩潰了，在跟妹妹通電話的時候，忍不住痛哭失聲，我能做的都做了，老天到底還要我怎樣？為什麼我要這樣困在身體裡，什麼事都做不了？為什麼我要反反覆覆地遭受這些折磨？到底什麼時候是個頭？

我不記得妹妹是不是在電話的另一頭陪著我哭，我自顧自地發洩著長年堆積的情緒，憤怒、沮喪、絕望、悲痛，全部都如潮水一般湧出，一旦開了閘門，就勢不可擋。我平常並沒有刻意壓抑情緒，只不過是心力全部都放在抵抗身體上的不適而已。沒想到爆發出來的時候，卻是這樣激烈。

曾經有一段時間，安樂死的議題很有熱度，有位醫師朋友說，他不贊成安樂死，畢竟當初成為醫師時發過誓，不做傷害病人的事。他問我，如果是我，下得了手幫病人安樂死嗎？我回他，如果真是現代醫學處理不了的不治之症，病人生不如死，活著沒有生活品質，沒有尊嚴，沒有希望，沒有任何意義，不過是還能呼吸一口氣罷了；若是他一心只求解脫，那麼，我樂意做那個送他走的人。在我的想法中，這才叫「慈悲」，因為那生不如死的境地，我去過。

1-5

重新找回彩色人生

我不太喜歡讓自己一直處在不好的情緒中，那樣感覺很不舒服，我也不喜歡沒有建設性的思緒，因為對解決事情沒有半點幫助。但人有喜怒哀樂，不可能永遠正面、樂觀，所以我也不會強迫自己永遠沒有負面情緒或想法，那樣太不健康了！壓抑的東西，遲早有一天會爆炸。話說，即使我沒有刻意壓抑，也已經爆炸過一次了。

莫問前程吉凶，但求落幕無悔

面對病痛，我通常會讓自己短暫地情緒低落一陣子，也許就是幾天，也許是幾個小時，然後就重新振作起來。因此，在那次崩潰中徹底發洩完情緒後，我又開始找著能幫助我的書。這時候，我看了一本書——《不再恐慌》。書的開頭有著觸動我內心深處的幾個字眼：「我累了，我再也不想承擔，再也不能承擔了——連一根羽毛都不行。」真的！一根羽毛都不行！就這麼一句話，卻成了一個契機。

我對於重大的事情所抱持的行事風格，一直以來都頗像電視劇《武媚娘傳奇》中，魏徵說的那句：「莫問前程吉凶，但求落幕無悔。」有些朋友跟我說，他們被我影響，想要做的事情，會生出勇氣拚一拚，哪怕最後的結局是失敗，至少試過了，沒有遺憾。

由於對之前所嘗試的治療太失望，我已經很久都沒想過再去接受治療，但也實在不知道還能忍受那般折磨多久。在看那本書的時候，我突然強烈地冒出「想再拚一次」的念頭，我那被病痛逼得消失很久的性格，不知怎的，又回來了。不去想結果會如何，不期待一定要好起來，我就只是單純地想要再給自己一次機會，只要還有一點點可能，哪怕最後還是失敗，我都要去試一試。就當是最後一次的拚搏吧！勇氣和動力也隨之緩緩成形。

隨著這個念頭的成形，腦袋裡非常適時地出現了一道記憶，好像在鶯歌火車站那附近有間身心科診所，想要去那裡就醫的衝動很強烈，我完全沒想過要像我的讀者們那樣到處去問哪裡有名醫，很直接了當地就選擇了這個在心裡不知為何有著一點信任的診所。

當然，我的身體不宜遠行也是一個原因，近一點比較沒壓力，鶯歌有得看，我又有那樣明顯的衝動，就順其自然吧！冥冥之中，或許是個緣分。

一拍即合！

剛開始健康崩盤的時候，讓我老公蠟燭兩頭燒，又要工作，又要照顧我，晚上睡覺都不安穩，我一有點風吹草動，他就會彈跳起來，精神異常地緊繃。過一陣子，他已經習慣了我的狀態後，我大部分時間都是自己一個人看著辦。

這次決定再去就醫，也是自己叫了計程車，然後使盡吃奶的力氣爬出門，艱難地撐過那短短不到十分鐘的車程，走進了身心科診所。進了診間，看到那位看起來相當年輕的醫師，所幸，我沒有那種輕視年輕人的毛病，不然就會錯失了一段奇遇。這位施養賢醫師一點都不趕時間，非常親切、有耐心地聽完我所有的病史、病情、就醫過程的報告，再加上我那看起來搖搖欲墜、亂七八糟的狀態，突然溫柔地說了幾句話，「你這樣很辛苦喔」、「你很棒了，這麼不舒服還鼓起勇氣出門來這裡，已經踏出第一步了」、「不要害怕，我會陪你走完整個過程」。

我的眼眶立即就泛紅了起來，我的天，這位醫師怎麼這麼會說話！簡單幾句話就讓我心情激盪，彷彿給了我主心骨，有了底氣，整顆心都定了下來。比起之前那位啥也不說的醫師，或是電波療法那位不善言詞的醫師，簡直狠甩他們幾條街。多年後施醫師告訴我，並不是所有精神科醫師都有受過心理諮商的訓練，通常都只有學習病理、藥物治療的部分，他剛好是受過心理諮商的訓練，才比較懂得安撫病人的心理。但我與讀者交流多年，許多讀者都是施醫師的病人，都會分享就醫情況與感想給我，長期觀察下來，私心認為，施醫師在心理部分頗具天分，一點點蛛絲馬跡都逃不過他的眼睛，各種處理技巧也是非常靈活。

再次確認「先天性的自律神經失調」

隨著心定下來，決定好好配合施醫師的治療後，我又突然想到一個很重要的問題。

「上一位醫師診斷我是先天性的自律神經失調，醫師你也覺得是嗎？」

「在嬰孩時期，尚未有任何的壓力、作息問題前，就出現自律神經失調的症狀，那就不屬於後天造成的，的確是先天性的。」

「我是先天性的自律神經失調，那麼，痊癒結束治療後，豈不是又會像之前一樣逐漸跌回原點？」

施醫師一聽，沉思了幾秒，把身子面向我坐正，臉上的笑容也收了起來，看起來極其慎重。

「很不幸，的確是會這樣，所以你有一顆藥是不能停的，一輩子都要持續吃。」

話說完，施醫師眼神緊盯著我，似乎要觀察我接下來的反應。雖然我並不排斥吃藥，但仍默默在心中嘆了一口氣。

「如果能讓我每天都舒舒服服的，我就當它是自律神經的維他命，吃一輩子又有什麼關係。」

施醫師笑了笑，點點頭。

這些年與數千位讀者私訊後，關於一般人對吃藥的反應，我有了深入的瞭解。再回頭來看當初與施醫師的對話過程，我才瞭解到施醫師那突如其來的嚴肅與慎重，以及緊盯我如何反應，原來是因為大多數人都排斥吃藥，而「一輩子吃藥」這種事，更是不能接受。一旦我出現同樣的排斥反應，那麼這段治療就會變得岌岌可危，困難重重。

施醫師那幾秒鐘的思考，恐怕並不是在思考先天性自律神經失調有沒有可能因治療結束而復發，而是在猶豫要不要跟我說實話，要怎麼說才能讓我接受。他對人的性格真的是拿捏得很好，居然單刀直入，簡單明瞭地給我那麼一句答案，啥說明都沒有附上。按照我的經驗，讀者們若是聽到這樣的答案，十有八九都會反應激烈了吧！

別人的普通小事，卻是我的大大願望

之前在網路上看到一部影片，標題是「兩個陌生人相隔坐下，然後被問了同樣的問題，最後兩人相見時，你會更珍惜自己的每分每秒」。影片中一邊是正常人，講著自己的夢想是創業、當記者、去沙漠旅遊；然後聽到另一邊病人的夢想是可以自己出門逛街、跟家人相處、散步等等，都是一般人生活中的小事。

看到這影片的時候，我剛脫離幾乎無法自理生活的情況，心有戚戚焉。在這次新的治療開始之前，我以為我一輩子都要活在忍受病痛的地獄裡。我的夢想跟那影片中的病人們無異，希望每天都是健康舒服的，希望能自己出門逛街、散步，希望能到餐館吃一頓美食，希望能跟家人聚會相處，希望能曬曬太陽、感受清風吹拂。

這些願望對一般人來說都是生活中再普通不過的小事，對我而言，卻是不知道有沒有可能成真的遙遠夢想。當這次治療開始奏效，我的夢想一個一個實現時，那種狂喜、興奮地想大叫，可能是一個健康正常的人很難想像的。

原來流汗是這麼暢快的事

長期生病，度日如年，直到身體好轉，開始會流汗了，這才驚覺，我竟然這些年來都沒有流汗，流汗的感覺竟是這麼的陌生。原本只敢在家裡散步，也不敢不開冷氣，在發現會流汗之後，索性就到外面去散步，會流汗之後，果然就沒那麼容易熱暈或休克，滿身大汗時還頗有以前運動完的暢快感

題外話，曾經有醫師非常不以為然地問我：「你怎麼知道是快休克？只是暈倒而已吧！」沒聽過久病成良醫嗎？都不知道多少次我以為只是暈倒，想回家休息，急救人員卻認為我快休克了，堅持把我送進急診。久而久之就會分辨暈倒和快休克的差別，並不是只有醫師才知道。

起床時終於可以不必急著吃早餐

從我出生有記憶以來，三不五時起床時就會因為血糖過低而眼前一黑的倒地，所以為了預防這問題，睡前都得吃得飽飽的，睡醒也必須在第一時間吃早餐。

現在自律神經正常了，起床時不會馬上感覺到飢餓和暈眩、發抖之類的血糖過低情形，可以悠悠哉哉地梳洗、整理臥室，然後開開心心地吃早餐。

體重竟然站上六字頭

我從小就吃不胖，老母老是被質疑虐待小孩，不給吃，沒人知道是因為我的自律神經不正常，導致消耗能量過快。現在治療效果出現，消耗速度正常，食欲也恢復正常，體重終於開始往上跑，不但補回了之前掉的體重，還增加了不少。體重不斷往著那些陌生的數字攀升上去。

不禁讓我想到，初診時我那剩一把骨頭的身體，當時施醫師聽到我說吃不胖，臉上淺笑含著滿眼挑釁地對我說：「會胖的。」我也眉毛一挑，「哦？」心裡想著，你怎麼這麼有把握？多少人想把我餵胖，結果不是差點被我吃破產，就是都胖到他們身上去。施醫師沒有多說，顯然是讓我等著看，我也就笑笑，這一瞬間，彷彿我們倆之間立了個賭約。

沒想到，一年半的時間，我的體重居然站上六字頭，這個賭約，我輸了個徹徹底底，「減肥」這個字眼也終於出現在我的人生裡。

現在不出門，以後就出不了門？

過去這些年，因為長期的病痛，已經造成我對出門是有恐懼的，很嚴重的恐懼，有時候連到樓下附近都沒辦法，因為在家附近已經滿布我無數次路倒的回憶，我都覺得自己已經演變成懼曠症了，分不清楚是因為不舒服而出不去還是因為恐懼症。所以我初診時也跟醫師說，我已經做好找心理師的準備了，醫師笑笑說：「看看治療情況，有必要的話，我會幫你介紹。」

結果第二次去看診時，我就已經對出門沒太大的恐懼感，輕輕鬆鬆地就出門了，還跑去逛街兩小時。原來身體舒服了，心理也就舒服了。我本來以為心理制約很嚴重，結果沒有，只要身體沒有落入時好時壞中的「時壞」階段，就不會恐懼出門，看來醫師是有預料到這樣的可能，所以並沒有一開始就準備幫我找心理師。

許多讀者都對我說過家人的施壓，逼迫他們出門，說詞都是：「你現在不逼自己出門，你以後都出不了門！」但，事實上不是這樣的，現在出不了門，是因為身體受不住，等身體健康了，哪有出不了門的道理？悶了那麼久，到時你想攔都攔不住，一定立刻飛奔出門。

再次燃起對生命的熱情

本來已經覺得很可能一輩子就這樣要死不死地過完，什麼事情都不能做，了無生趣，提不起勁做任何事，也沒有人生目標，每天最大的事情就是怎麼樣能讓自己舒服一點。現在人舒服了，每天醒來可以期待做點什麼事情讓自己開心。也因為能夠在外面散步了，才發現我家十二樓樓頂的景色是這麼遼闊，我終於可以好好享受美景而無須在意身體是不是隨時有可能不舒服，人生還是很美好的。

所謂的「體質」

「體質」這個詞，對一般人來說，似乎是先天帶來的，不可更改，就只能順著它。前面說過，我從小就毛病一大堆，因為那個年代沒有醫生懂，所以也就將那些毛病都視為「體質」，就是一個我得一生都與之相處的東西。

隨著治療的進展，那些所謂的「體質」，也一一從我身上消失。低血糖、低血壓、低血脂都變得正常了，不再需要吃那麼鹹，原來重口味都是身體自發地調節需求，連洗澡水需要很高溫度的現象也消失了，現在洗不了那麼熱的水，顯然也是身體自動地調節，都跟血壓有關。

吃不胖的問題也轉變成減肥的問題，過敏和氣喘再也沒出現過，免疫力也大大提升，不會再出現什麼莫名其妙的感染，體溫也正常了，老公不會再叫我滾。睡眠障礙也煙消雲散，原來睡個好覺是這樣的美妙。從小就稀疏的髮量，重病時嚴重的掉髮，也都離我遠去，現在的髮量居然是以前的兩三倍之多，這還是我妹在幫我染髮時發現的，染髮劑的用量驚人。手腳冰冷也被溫熱取代。

至此，所有中醫所謂的氣血虛，都已經補回來了，而我並沒有吃中藥。向我的中醫同學請教後，才瞭解到，原來自律神經失調就是中醫所說的陰陽不平衡；自律神經平衡了，也就是陰陽平衡了，當然就不會有氣血虛的問題。所以氣血虛並不是個只有中醫才能解決的問題，而我那些所謂的「體質」，也不過就是自律神經失調的結果而已。

前所未有的健康

在治療九個月後，宣告痊癒的同時，也是正式向過去的破身體正式告別的日子，那種種曾經以為是體質關係的問題，都跟我沒有什麼關係了，如今，居然是我此生最健康的狀態。誰能想到，一場重病的危機，竟能帶來一個這樣出乎意料的反轉，「危機就是轉機」這句話，活生生地在我的人生裡印證了。我的人生又是彩色的了，或許，遠比過去要更加燦爛。

從出生以來，一天到晚暈倒，我們家老父老母可是沒少受折騰，他們還建議過我，掛個大牌子在身上，這樣我暈倒的時候，路人才知道要怎麼幫我，雖是說笑，但我覺得他們恐怕是真的想這樣做。在病得比較嚴重的那幾年，偶爾跟他們出門，一家人簡直是把我當瓷娃娃一般對待，只要我的臉色一有點不對，他們就全身緊繃起來，一副戒備的樣子，深怕我又直接渾身癱軟地倒在路上。

到治療有起色，我再度跟他們出門時，他們一時間還沒有從以前的擔憂中脫離，多走一點路，老父就一臉緊張，「你可以嗎？」我一臉輕鬆地笑笑，「不會再暈倒了啦！」多和他們出門幾次後，他們才終於確認我是真的不會再暈倒了。但這也只是讓他們覺得我的身體有好一點了，還遠沒有到讓他們能將我當成正常人看待，畢竟嚴重的久病，對身體的消耗也的確是巨大，要調養回來也不是那麼容易的事。

到了二〇一七年，距離我開始這趟治療旅程已經過去將近兩年，我與妹妹及好朋友一起去了日本大阪一趟，我們從早走到晚，一天惡操了十七個小時，連續五天，還去玩了據說最恐怖的十層樓俯衝的雲霄飛車，我也都沒有事情。從雲霄飛車下來的時候，我的狀態甚至比我那兩位姐妹更好。

環球影城中有個可以寄一張明信片回來給自己的服務。老妹說，太感動了，她沒想到我能這樣玩全程，是正常人了！她要噴淚、噴鼻涕、噴屎！她還真的在明信片上這樣寫了！（我：……）

我與妹妹感情深厚，我們既是親姊妹，同時也是彼此最好的朋友。我生病的那些年，她沒有少為我擔心，她在情感上的需求比我重，想要跟我像正常人一樣一起出去玩的念頭，她比我要強烈得多；所以終於有這一天，讓她確認我是正常人了，能夠放心地跟我一起出去玩而無需再擔心是否中途會因為我出狀況，草草結束行程，這對她來說，或許不亞於我因走到健康巔峰而生出的喜悅。

終於，我也是正常人了，也許，是一個比正常要更好的健康人！

1-6

九個月就能完全康復？

「康復」這個字眼用在我身上，或許並不正確，因為這個詞的意思是「回復到原本很健康的狀態」，但我從出生就沒健康過，一直都是帶病的，只是病得輕與重的差別而已。而「痊癒」意指「病好了」，看起來更符合我的情況。所以，接下來，我自己本身的部分，會用「痊癒」取代「康復」。

在這將近八年的時間，我與數千位讀者私訊交流，鮮少見到病得比較重的讀者能在一年內康復，也鮮少見到病得跟我一樣嚴重的讀者，這麼多年也只見過個位數，但他們並沒有跟我一樣在九個月康復。

我與讀者們的差別在哪裡呢？在某次回診時與施醫師討論了這個問題。回家後再詳細思考了一番，後來我就提出了「康復鐵三角」的說法，盡力對著讀者們宣導，希望大家都能把握住這個原則，跟我一樣順利地好起來。

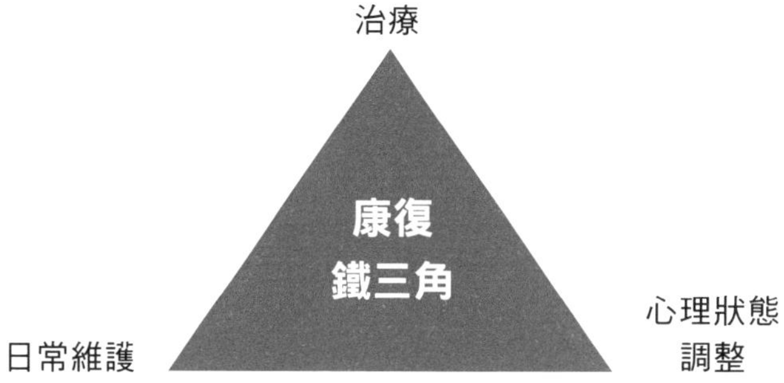

我對藥物治療的配合

在藥物治療方面，我與讀者們有哪些不同，才使得藥物治療在我身上發揮了最大的效用？西藥對於許多人來說是個充滿迷思、偏見的東西，但我卻沒有那些想法。以下就是我與讀者們的不同，讀者們或多或少都有下列中的一兩項，有的人更是全部齊備，給自己的治療之路搬來了不少的絆腳石。

精神科的藥要吃一輩子？

施養賢醫師這樣說：「面對精神健康的挑戰，有一件事情非常重要，那就是認知並理解每個人的恢復過程都是獨特的。有些疾病在某些情況下可能需要長期或終生的藥物輔助。有許多患者在採用了適當的治療策略後，包括心理治療、生活方式改變和自我照顧等，都有可能達到病情的穩定，甚至有可能減少藥物。但是否能夠停藥，真的還是因人而異，必須要指定個體化的治療策略。

例如，❶雙極性障礙、❷思覺失調症和❸重度憂鬱症的患者，在接受藥物治療的同時，如果配合心理治療和生活方式的調整，可能會看到症狀的顯著改善。這可能使他們有機會在醫生的指導下減少藥物的用量。

最重要的是，每個人都需要有一個個別化的治療計畫，這需要與醫生緊密合作，以適應和管理個案的健康狀況。沒有一種單一方案適合所有人，因為每個人的身體和疾病都是獨一無二的。」

我因為先天性自律神經失調的關係，就屬於那種終生需要藥物輔助的例子，當年施醫師還告訴過我，一些其他先天性心臟疾病的人，也可能導致先天性自律神經失調，除此之外，我幾乎沒有在讀者中見到過直接被醫師判斷需要終生服藥的例子。所以，會不會一輩子服藥，並不是精神科藥物的問題，而是你有沒有與醫師緊密合作，在心理和生活方面下功夫調整，有努力就有機會可以不必一輩子服藥。

至於我，我前面也說過，只要能每天舒舒服服的活著，我並不介意吃藥一輩子，這跟每天活在地獄裡比起來，吞顆藥丸沒什麼大不了的。

精神科的藥會上癮？

精神科有非常多種藥物，並不是所有藥物都同樣藥性的。只有安眠藥、抗焦慮藥物會出現成癮的可能，但通常出現成癮都是從「藥物濫用」開始，有些讀者，一點點症狀都不能忍耐，吃一顆搞不定就吃兩顆，吃兩顆還搞不定就吃三顆，好像吃糖果似的吃，只要能讓症狀完全消失，就不斷地增量。

施醫師說了，通常真正會上癮的病人，多半都是心理依賴比較嚴重，而不是藥物本身的關係。藥物濫用的情況下，就容易催生出「藥物成癮」。再者，如果一款藥物是一吃就上癮，健保局也不可能會核准上市。藥物說明上標明有成癮性的藥物，都不是百分之百會成癮，而是有機率，這個機率在長期濫用的情況下就很容易出現。

而自律神經失調的主要治療藥物——血清素類藥物（抗憂鬱藥物），本身並沒有成癮性，不需要擔心會上癮。

精神科藥物會越吃越重？

藥物越吃越重，也就是越吃越大劑量或越來越多顆，一般人常稱為「抗藥性」，但這其實不是正確稱呼。「抗藥性」是指當抗生素因使用不當，無法完全殲滅細菌時，存活的細菌得以喘息而變得更強，終使抗生素喪失其藥效，是細菌獲得了「抗藥性」，我們人類並不是細菌呀！「耐藥性」或「藥物耐受性」則是指，當長期使用某種藥物一段時間後，身體對它的反應不像當初那麼敏感，因此需要增加劑量或更頻繁地使用藥物。也就是說，藥需要越吃越重才會有起初的療效。

所以正確的說法，應該是「耐藥性」。以自律神經失調來說，容易出現耐藥性問題的藥物，通常是抗焦慮藥物或安眠藥這一類短效作用的藥物。但就算如此，在我與讀者交流的經驗裡，正常服藥、沒有濫用的情況下，要出現耐藥性，也得吃上個三四五六年，並且即使是吃那麼多年，也只有少數人出現耐藥性。

與其擔心吃上幾年會出現耐藥性，還不如先把關注的焦點放在「認真努力一兩年，徹底康復」，這樣，耐藥性的問題就根本與你無關了。

精神科藥物會讓人呆呆笨笨？

由美國國家心肺血液研究所（NHLBI）佛雷明罕心臟研究（Framingham Heart Study）中的兩千兩百多名平均四十八歲的成年人做為研究對象，研究時間為期八年，每人皆在研究最初完成包括記憶測驗、思考能力等心理測試，並於八年後二次測驗，除了提供研究人員抽血以檢測皮質醇濃度，也進行磁共振成像（MRI）掃描並檢驗腦容量。

在針對年齡、健康資訊與測驗結果加以分析後，研究人員發現皮質醇濃度上升與整體腦容量、記憶及認知能力降低存在關聯，但並無研究對象出現大腦萎縮現象。

加拿大麥吉爾大學（McGill University）連續測量一組年長者的皮質醇（壓力荷爾蒙）三至六年，發現長期擁有高量皮質醇的年長者記憶力測試表現不佳，且腦中負責學習與記憶的海馬迴較小。（海馬迴已知與記憶能力有關）

政大心理系副教授楊建銘解釋，壓力對認知的影響呈「倒U」字型，壓力過大或過小都會影響表現：適當的壓力能帶領血糖到腦部，讓腦部運作，執行最有效的認知活動；但如果壓力太大，壓力賀爾蒙會過度激發神經細胞，專注力會變得狹小，干擾腦中其他功能。

前長庚醫院精神專科醫師陳嬿伊表示，門診中常見的成人記憶力健忘的原因主要有：壓力長期沒紓解、睡眠長期品質差、生活秩序混亂、身心狀況出問題。

長庚紀念醫院神經內科主治醫師徐文俊表示，現代人健忘的主因有以下幾種：

人體大腦存取短期記憶的結構稱為海馬體，人長期在壓力下會造成腎上腺皮質素分泌過多，當腎上腺皮質素分泌過多會影響海馬體功能，人的短期記憶能力就變差。由於每種學習都從短期記憶開始，所以壓力也會促使上班族的學習能力變差。

造成上班族記憶力變差的因素不只是壓力問題，本身的工作模式和態度也是重要影響關鍵。首先談到工作模式，過度忙碌會造成注意力無法集中，間接造成記憶力變差。接著談到工作態度，很多剛進職場的年輕上班族誤以為，工作時間越長代表自己越勤奮。事實上，經常長時間工作容易導致過度疲累，而影響記憶和思考判斷能力，工作表現反倒不好。

憂鬱症藥物會增加ＢＤＮＦ（Brain-derived neurotrophic factor，腦源性神經營養因子），ＢＤＮＦ的增加與一些疾病的治療效果相關，像是憂鬱症、注意力不足過動症、失智症，會修復因為壓力、情緒導致受損的腦神經，反而會讓變遲鈍的腦袋回復正常運作的功能。

自律神經失調與上述各項因素都有關，所以，自律神經失調的患者常見記憶力、認知能力、思考能力下滑。我回覆讀者私訊時，不論讀者是否有接受身心科藥物治療，我都要面對三不五時的鬼打牆現象。

而讀者們以為的「呆呆笨笨」，比較容易出現在每天服用抗焦慮藥物的情況，本來緊繃的狀態突然被強制放鬆了，腦袋會有那麼點放空，而因為壓力等種種因素造成的記憶力、思考力之類的問題，會好像突然被放大了，變得非常明顯。但對我來說，之前腦袋被過度使用了，該給它休息就要給它休息，短期的呆呆笨笨又何妨？

吃西藥傷身？

曾經有讀者在「芳喵隨筆」網站上的某篇文章下方留言區跟我筆戰蠻長一段時間，他一直堅持「吃西藥傷身」，想方設法從各種角度想要從我嘴裡得到認可，同意這種說法是對的。與讀者的私訊中，也不乏有著同樣想法的人。

戰到後來，我也懶得再找什麼科學理論了，平鋪直述用事實來處理，我當時說的話大約是：「當初我病到成為紙片人，按醫師的說法，紙片人很可能會因為營養不良而死，我都一隻腳踏在棺材裡了，如果西藥真的傷身，那我應該毫無懸念地另一隻腳也會在棺材裡了，又怎麼可能現在還能健健康康的跟你說這麼多話？我從來就沒有跟讀者講過只能看西醫，你如果這麼不信任西醫，那就趕快去看中醫，不要浪費時間在這裡跟我爭論，想要說服一個被西藥治好的人同意西藥傷身，顯然是不太可能的事。」

坦白說，這七八年來，見過不少因某些因素而吃精神科的藥吃上十幾年，甚至是幾十年的讀者，我還真沒見過誰吃到去洗腎還是出現什麼傷身的不可逆問題。所以與其擔心這種問題，還不如想想該怎麼做才能讓自律神經失調痊癒，畢竟「久病才真的傷身，並且還會傷心」，而且自律神經失調還有可能提高得到心血管疾病、癌症的機率，這個比較需要擔心吧！

吃藥跟吞毒藥一樣？

許多人因為有著上面的那些迷思，吃藥跟吞毒藥一樣，光是這種心理作用，就會讓吃藥後的反應多出了許多根本不在藥物副作用列表上的症狀，通常都是焦慮反應的症狀。這樣的話，首先焦慮心理會使自律神經狀態一團糟，折損了藥物的效用，另外，還會讓人得出一個並不正確的結論——「吃藥會更糟」，進而更不敢吃藥了，殊不知，這一切都是自己造成的啊！

擅自調整藥方

「自己當醫生」的人也不少，大手一揮，自己砍掉了藥方中的其中幾顆藥，曾經不少次，在我追問細節的情況下，發現讀者居然把藥方中唯一一顆真正有治療效果的主要治療藥物給砍掉了，然後還來問我，為什麼治療都沒有效果。大哥大姐啊！你沒吃真正有治療效果的藥，等於沒有接受治療，那些其他的輔助藥物只是讓你症狀稍微緩解一些的，跟止痛藥的用途沒什麼差別啊！就像牙痛，你不會以為吃吃止痛藥，蛀牙就會自動修好了吧！

曾經有讀者反駁說，醫師開的藥不一定對。是沒錯，的確有的醫師不是那麼精通治療自律神經失調，但如果你沒有按照完整藥方吃三個月以上，你就無從判斷這藥方到底有沒有效。就好像，你找了阿基師的食譜，卻沒有按照食譜上的配方去做，自己東改西改，做出來的食物不好吃，是該怪阿基師，還是怪你自己呢？

另一種「自己當醫生」的情況是「主要治療藥物吃吃停停」，覺得自己好一點了就停藥，覺得又不行了就再吃幾天。而因為自律神經失調的特徵是「起起伏伏、反反覆覆、時好時壞」，時好的時候把藥停了，時壞的時候再繼續吃藥，就這樣吃吃停停。

這會造成兩個比較嚴重的問題。第一個是，主要治療藥物，也就是血清素類藥物（抗憂鬱藥物）治療自律神經失調的方式是在身體裡維持一個固定的濃度，穩穩地支持著自律神經，讓自律神經緩慢地修復，恢復功能。這樣吃吃停停，本該穩定的支持就變得時有時無，根本無法好好地推進修復的速度。

另一個問題是，血清素類藥物一旦停掉，有可能在下一次動用的時候，會折損效果。吃吃停停恐怕會比一次完整治療康復後，再次復發重新吃藥，要來得更容易使藥物作用變差。有一些讀者，過早地結束治療，短期內很快就面臨需要重頭再來的情況，當他們吃回上一次吃的藥物，有部分的讀者來問我，為什麼沒效了？也有的情況是吃吃停停，到了某一次再吃的時候，赫然發現病情穩不下來了，醫師不得不換藥。

所以呀，按時吃藥很重要，吃吃停停不會比較好，康復後維持健康不復發也很重要，不然反覆多搞幾次，被你廢掉的藥越來越多，到時你能吃的藥物就沒剩幾顆了。

停藥就復發，是上癮了？

抗憂鬱藥的依賴或成癮從來都不是問題，不管是從學理、研究，跟臨床經驗來看，依賴或成癮都是非常非常罕見，只有極少數病人會在停用時有些許不舒服。

最大的問題有兩種情況，第一種是過早結束治療，往往有讀者把「停藥」當成目標，而不是把「健康」當成目標，這會造成什麼情況？就是好不容易到了治療後期，卻不願意再多等一點時間，想盡辦法，甚至不惜自欺欺人，就是要把藥停掉，好像再多吃幾天藥會要了他的命似的。

在治療後期，快要結束的時候，是個陷阱，病人大概有八成都會踏進去。這個陷阱就是，自律神經才剛剛修復功能，但還很脆弱，並不是很穩固，如果冒然結束治療，等於最後的穩固階段沒有完成，自律神經禁不起刺激因素的摧殘，很容易就又被刺激得冒出症狀。所以不是上癮的問題，是根本還沒好透的問題。

第二種情況是，把自律神經失調的特徵——時好時壞中的「時好」，誤認為「已經好了」，就擅自停藥了。這種情況就不用多說了，一停藥就會出現症狀，因為自律神經失調根本還沒好啊！

以上兩種情況，都會在停藥後，立刻，或短暫的幾個月時間內，病情再度變得嚴重，這時，病人就會誤以為是藥物上癮，一停藥就復發，但事實不是這樣的。自律神經失調的治療期很長，即使康復了，也應該等待兩個月以上，最好是多幾個月，讓自律神經的狀態能夠到達穩固強健的程度，真正的能夠再為你抵擋壓力、環境變化，而不是一碰就碎。

雖說這次治療，我一開始就知道我因為先天性的關係，必須終生服用主要治療藥物，但就算我不知道，我也不會急著停藥，因為對我來說，吃藥的目的是什麼？是「疾病痊癒」，是「獲得健康」，而不是「停藥」，不要搞錯目標就不會做錯事。

正確的服藥心態

我經常在私訊裡跟讀者說：「藥物是用來恢復健康的工具，你會對用來工作的電腦有什麼奇怪的想法嗎？不需要將藥物視為洪水猛獸，也不需要依賴緊抓，該用就用，該退場就退場，僅此而已。」不要聽信恐嚇般的謠言，當個乖寶寶，好好配合醫師，就沒有那麼多的問題，免得自己胡亂恐懼的情緒一直刺激自律神經，本來藥物幫上的那幾分忙，被自己摧毀得所剩無幾。這就是我與某些讀者們的差異，也是我好得比較快的原因之一。

我對日常維護的態度

一般人聽到日常維護，很直覺地以為就是好好吃飯、好好睡覺、好好運動。但，這樣會踩到很多地雷。自律神經失調的病人與健康人是不同的，健康人養生那一套，對病人來說，有很多地方不適用，比如飲食有很多需要忌口的，或是運動的種類必須經過挑選。這部分我放在後面的**第三部**來完整說明。

有的讀者視咖啡如命，怎麼樣都不肯忌口；有的讀者貪圖激烈運動後的流汗暢快；有的讀者則是懶惰，什麼都不想做；有的讀者是不願意改變，只想吞顆藥丸解決。不願意好好做日常維護的原因百百種。

但，**身體沒有要跟你商量，沒有要讓你討價還價，它才是老大，它說了算**。從小就是病貓的我，非常清楚這一點，所以日常維護的部分，我做得很徹底。當然，一方面原因也是因為我被嚇怕了，那樣的地獄，給我一百個膽子都不敢再走一次，只要能脫離，要我做什麼我都做，沒有二話。這讓我想起，有幾次，我與讀者提起，不管我怎麼苦口婆心勸導，但就是有人不願意改變，不願意做好日常維護，或是不願意吃藥。

這些讀者不約而同地給了我相同的答案：「他一定是病得不夠嚴重。」我不禁莞爾一笑，是啊！我覺得理所當然，那是因為我之前病得實在有夠嚴重，太痛苦了。

有的讀者可以找出上百種不做的理由，比如不要吃炸的，不要吃蔥薑蒜，有讀者說吃外食無法避免。我笑說，我不喜歡煮飯，我也沒力氣煮飯，但當年忌口的情況下，我可不是吃土或吃空氣活過來的。

有句話說：「你若不想做，會找到一個藉口；你若想做，會找到一個方法。」端看你把心思、時間放在哪裡。所以停止找藉口、找理由，開始想，你怎麼樣才能做到？即使做不到百分之百，有沒有什麼方法能讓你至少先做到百分之五十？

我對調整心理狀態的努力

施醫師認為，我能夠好得這麼快，其中一個重要的原因是，我有心理諮商的背景，曾經在大學念過心理諮商，這使得我只要願意努力，就有很多工具可用，加上我長年提升自我覺察的能力，心裡面有一點點不對勁，都能立即找出來處理掉。

調整心理狀態對自律神經失調的病情竟然有這麼大的影響？這是因為，情緒對自律神經的影響很直接。多數讀者都發現到，當他們經歷吵架、傷心、恐懼等等的情緒與想法時，本來沒事的，越想就越多症狀冒出來，想越久就越嚴重。這種是比較顯而易見的情況，另外還有比較不那麼明顯的，比如在擔心病情，想一些沒有益處的東西，是不是好不了了？是不是吃藥會上癮？或是一定要得到一個肯定的答案，比如「這個藥能治好他」。這些沒有馬上引起自律神經反彈的想法和情緒，不代表就沒有影響。持續緊繃的心情，就會有持續緊繃的自律神經，這會使自律神經的狀態變得很差，跟藥物治療形成拉鋸戰，使得治療進度停滯不前。

我在第五章也說過，我並不喜歡讓自己沉浸在不好的情緒裡太久，所以，我會主動把自己拉出來。但，許多讀者卻是讓自己被那些情緒、想法牽著走，困在裡面出不來。這其實是個很玄的情形，明明那些想法會帶來很不舒服的情緒，但就是忍不住去想，甚至打斷這些想法、終止這些情緒，會比沉溺在裡面還要來得更不舒服，似乎變成了一種上癮的狀態，「對負面想法和情緒上癮」。

我會這麼理解這種感覺，那是因為我也有過。我本來不是會這樣的人，但似乎當自律神經失調時，情緒症狀中的焦慮症狀，就是會讓大腦有那麼點奇怪與不受控。然而，因為大腦生病了才變得這麼奇怪，不代表我們對這種情況就無能為力，我們無法控制想法、念頭要不要出現，但是我們可以決定要不要繼續關注它。

在《平靜的心，專注的大腦》一書中，提到冥想、禪修、正念對於安撫焦慮中樞的功用，恰恰好就是我所使用的方式。發現自己情緒不好了，發現自己在想一些會引起負面情緒的東西，如果不能找到合理的說法說服自己轉念，那就直接打斷它，轉移注意力去別的地方，當然，得先準備好一串清單，列出一些能夠讓我專注在上面的事情。通常並不是打斷一次就一勞永逸的，所以，我們要用平靜、溫柔的態度，一次又一次，不斷地重複這個「打斷、轉移」的過程。

所幸，這個練習隨著持續時間、次數的增多，大腦就會慢慢平靜下來，需要這樣做的情況也會越來越少。最好的方式是，除了發現情緒不對之外，平常就找時間經常做練習，不過打斷的對象就不是「負面想法」，而是「任何想法」，目的是讓自己放空腦袋，練習久了，會發現自己比一般人更不容易焦慮、不容易分心，有更清楚的大腦能讓你冷靜思考，能把工作做得更好，把事情處理得更完善。

小不忍則亂大謀

其實「康復鐵三角＝治療＋日常維護＋心理狀態調整」這三大項，內容來說，做起來不算難，真正難的地方是「耐性」，通常都是因為「忍不住想做這個、想做那個」。我也只能奉送一句：「小不忍則亂大謀」。

「急躁」的人，自律神經會長時間處於緊繃的狀態，少有放鬆的狀態，但自律神經是由交感神經（緊繃）和副交感神經（放鬆）所組成，長期都在緊繃的狀態，老是沒有副交感神經出頭的機會，久而久之，就會演變成失衡到再也無法自動切換的地步，這就是自律神經失調。

因此自律神經失調的患者中，有頗大一部分的人都有「急躁的個性」，我也曾經是其中一員，正因為我曾是其中一員，我才能很肯定的說，急躁個性一定可以改變，只要你願意付出努力。有幾句話是我經常拿來洗腦自己、提醒自己放慢的，「羅馬不是一天造成的」、「積沙成塔」、「吃快摔破碗」、「小不忍則亂大謀」，如果你願意，或許你可以找出更多的經典名句來提醒自己。

急躁個性的讀者們大多想「一步登天」、「一步到位」、「一次就成功」，即便連改變急躁個性都是這樣，想要我給他們「做一次就能變成不急躁個性」的辦法。But，這位先生小姐，你想用急躁的方式來改變急躁的個性，是不是有哪裡搞錯了？

我常跟讀者說，「自律神經失調就是個來逼我們修煉的疾病」，而增加一點耐性，正是我們需要修煉的功課之一。要康復、要痊癒，沒有捷徑，認命點，乖乖地把鐵三角做好囉！

1-7 七年不復發的祕訣

在寫這一章節的時候，恰巧有位讀者跟我說，他本來都快結束治療了，卻因為故態復萌，放縱自己喝咖啡、過勞、晚睡、亂吃等等，結果一切又回到原點，當初的辛苦又要重來一次，只好重新又把我的文章找來看，才發現我早就提醒過，不能因為病情好轉而亂來，發誓這次會好好善待自己。

其實像他這樣的讀者不在少數，有些人是稍微好一點就得意忘形，或是不該做的事情忍不住就做了。

另外一種情況是，大部分人並沒有趁著自律神經失調的時候，培養發展自己個人專屬的壓力應對策略，以至於生活裡只要有點變動、有些突發事件、有些壓力，很快就又再度重回地獄，反反覆覆輪迴。我常會跟讀者說，這樣不覺得累嗎？沒完沒了的。所以我七年多不復發，不管遇上什麼事情都沒有再讓自己病倒，憑藉的是什麼呢？這就是這一章的重點。讓我們再來複習一次「康復鐵三角」：

康復鐵三角＝治療＋日常維護＋心理狀態調整

非先天性的自律神經失調在痊癒後，治療的部分就停止了，而「日常維護」和「心理狀態調整」就會成為我們維持自律神經健康的核心要務。事實上，藥物效果無法強過我們對身心的刺激與摧殘，所以，即使是在治療期中，後兩項也仍然是有舉足輕重的地位的。

康復後的日常維護

日常維護的細節在第三部會說明，這邊要說的是，痊癒後，是否還要嚴格遵守飲食忌口、運動種類挑選等等的注意事項。

飲食部分

在一長串的飲食忌口清單中，康復後仍需要有所節制的，第一個就是咖啡因，咖啡、茶、可可、巧克力、可樂等等含咖啡因的飲料和食物，我不會太放縱自己，一兩個月喝一次，而且只喝一杯。因為極少喝，所以喝的時候，我都會非常專注品嘗，變成很享受的一件事，而不是習慣性地喝，卻根本沒注意喝下去的味道。

第二個是上火氣的炸物，雖然不需要像在病中那樣一點都不碰，但是我也不會天天吃，一兩週，甚至是一個月吃一次，過過癮。其他的飲食忌口就不需要再顧忌了，我也沒聽讀者說過其他飲食不忌口導致復發的，最主要的兩樣守住就可以了。

營養均衡、充足，仍然是必要的，即使康復後想減掉因為吃藥而增加的體重，也不可以節食、或只吃某種食物，各種食物都吃，至少都吃到基礎代謝熱量，這樣才能健康地瘦，並且不傷自律神經。

運動部分

通常市面上的養生書或是網路上關於調整自律神經失調的資訊，多多少少都會提到要運動，自律神經才會健康。的確是這個道理沒錯，但是，那些書或資訊中所建議的運動種類，多半都是給「健康人」維持自律神經健康用的，或是輕微自律神經不平衡，只需要調整一下生活習性就能恢復正常的。運動建議不外乎是些國民健康手冊裡會提到的，每週運動五次，每次三十分鐘，心跳要達到多少，這樣的建議，大概都是比較劇烈的有氧運動或重量訓練。

然而，當「自律神經失調」到了「病症」這種程度的時候，不管是哪種有氧運動、重量訓練，只要讓呼吸變淺了、變快了，或者心跳變快了，很容易就會出現不適，有的人輕、有的人重、有的人沒有明顯反應但治療進度就停滯了。

所以尚未痊癒之前，我通常都會建議讀者，慎選運動種類，能夠讓你緩慢呼吸、深度呼吸的運動最好，正如「腹式呼吸」對自律神經有益，也是緩慢、深度的呼吸方式。

我有時候也會在私訊裡跟讀者打趣：「等你痊癒後，你想把自己操到吐，我都沒有意見，但是現在，你還是忍忍吧。」而我在痊癒後，也的確恢復了多種運動，游泳、溜冰、跳繩、肌力鍛鍊、重訓等等，既然是健康人了，那麼運動種類就無需再有限制，不管什麼運動都是很好的，只怕你不動而已。

睡眠部分

睡眠對自律神經有很直接、很巨大的影響，大致上有三個重點：睡的時間、睡眠時數、規律性。

睡的時間是指幾點入睡，不熬夜還是比較好的，最遲大約晚上十二點左右入睡，偶爾熬夜，自律神經還能自我調整，但長期熬夜，根本沒有給自律神經喘息的機會，就比較危險了。

睡眠時數是指睡了多久，一般來說，依身體需要，大約六到八小時，最好不要自己規定睡幾小時，要傾聽身體的需求，睡多久會自然醒？睡醒是否覺得神清氣爽、精神奕奕？不同年齡階段、不同的人生時期、不同的工作、壓力、不同的季節，睡眠時數的需求都會隨之變動，並不是一成不變的。

規律性是指每天的睡眠時段要有規律性，如果工作需要輪班的，有時大夜班，有時早班，有時午班，這種沒有規律性的睡眠是很傷自律神經的，有不少讀者都是因為這樣而自律神經失調，最後還是身體最大，只能換工作來重獲健康。

以上三點，如果維持得好，偶爾的熬夜或睡眠不足，倒是不會出什麼大問題。

紓壓部分

壓力的處理分成兩個部分，一個是在壓力發生後，適當發洩、釋放掉，另一個是將壓力的源頭處理掉。

如果是比較惡性、負向、重大的壓力，我傾向處理掉壓力源，比如有的讀者，家人就是壓力源，而且又是無法溝通、不講道理的那種情況，那最好是分開住，能少接觸就少接觸。又或者是出現職場霸凌的情況，那還是換工作比較好，曾經有讀者傻傻地死守還債、修煉的理論，怎麼樣都不肯離開，說要想辦法跟他們相處好，可處境卻越來越糟，後來做了心理諮商，幡然醒悟，才決定換工作。

如果是比較良性、正向、非重大的壓力，比如升遷、結婚，這一類的正向事件，很多時候不會明確感覺到壓力，但長時間操勞、緊繃還是存在的，這對自律神經來說仍是壓力，只不過比較正向，心理上負擔較小，儘管如此，持續性的緊繃仍然需要處理，因此，紓壓活動就很重要了。

我平時無論有沒有壓力，都會持續做一些紓壓活動，預防重於治療：

- **腹式呼吸**：隨時隨地想到就做，並不侷限於睡醒、睡前，也不侷限姿勢，站著、坐著、躺著都能做。施醫師說，像是累積資本，不斷地強化自律神經的資本，資本雄厚了，就不容易倒下。
- **泡澡**：日本人的養生之道，每天泡澡放鬆身心、流汗排毒，也能促進血液循環，還能養顏美容。
- **聽音樂**、**唱歌**：不是把音樂當背景噪音的那種聽法，而是專心地沉浸在音樂裡，如果是歌曲，還會跟著唱，唱歌也是紓壓的一種活動。
- **冥想**：我的陽臺放了室外桌椅，還有花架，養了很多的多肉植物，每天早上花一點時間在陽臺欣賞植物、天空、居高臨下的街景，順便冥想放空、沉澱心靈。
- **看一本不嚴肅的書**：全身心徜徉在作者的文字裡，是個忘卻煩心事的好方法，讓自己完全脫離現實，暫時置身於一個虛擬世界。

康復後的心理狀態調整

自律神經失調的時候，脆弱的自律神經對我們的情緒很敏感，一點點的情緒波動都會被身體忠實的反饋出來，所以我常跟讀者說「你開心，自律神經就開心」。也因此，我常常勸讀者不要太依賴抗焦慮藥物「鎮定劑」，別一不舒服就吞藥，不舒服的時候，正是我們找出困擾點以及實驗處理方法的好機會。

在施醫師幫我治療的期間，我幾乎不怎麼碰抗焦慮藥物，他也只是讓我備用，然而我只動用過五次左右。當我很不舒服的時候，第一件會做的事情就是找原因，如果不是天氣的關係，也沒有做錯任何日常維護的事，那麼就往心理狀態方面找。

生活裡可能會有些顯而易見的事件造成心理狀態不太舒適，比如我之前遇到跳蚤事件，不小心把外面浪貓的跳蚤帶回家感染到我家的貓，整個居家環境都被跳蚤汙染了，要清理掉是件很麻煩的事，被跳蚤咬，癢得要命更是煩人、惱火。這一類的事情，火速面對處理，正面對決，不要拖，不要花時間懊悔，不要花時間生氣，專心處理就好。事件本身是中立的，真正會引動我們的情緒的，是我們看待事件的想法，想得越多，情緒就越多，所以把心思都放在處理事件本身上面，就不會有時間去想多餘的東西。進階一點的做法是，不斷地轉換想法，直到找到一個能讓自己好過的想法。

另外，更多見的情況是，沒有什麼顯而易見的事件發生，這時候要轉往內心深處尋找，而要這樣做，需要自我覺察能力，能夠察覺自己的情緒、感覺，甚至是一閃而過、極細微的感覺、想法，能夠分辨自己的情緒、感覺裡有什麼成分，然後才能抽絲剝繭，分析自己是怎麼產生這些情緒的。

自我覺察能力的培養，首先要先願意坦然面對自己的感覺、情緒、想法，有意願才會察覺得到，這並不容易。有句話叫「自欺欺人」，當我們下意識覺得某件事、某個想法會讓我們感到痛苦的時候，就會自欺欺人，會逃避面對。

曾經有讀者說，他看我寫的那些關於心理層面的文章，常常覺得刺心，不想看；被刺了半年之後，有一天，他終於願意面對，願意去探查感到刺心的原因，瞬間看到了許多以前沒看到、沒發覺的東西。然後他又花了半年多去處理，病情就跳躍性地好了一半。

所以，這「願意面對」的第一步，並不容易，但只要你跨過去了，事情就容易得多。而我在生病的那些年，花了很多時間培養自我覺察的能力，也趁著身體反饋最立即的機會，多方實驗改變想法、改變處事方式等等的壓力應對策略。

之前的這些作為，為我打下很好的基礎，痊癒後，身體不再會立即反饋，但我已經可以在每一次感覺、情緒出現的時候，立即捕捉到，並且能夠快速分析原因，進而採取有效的處理。甚至，因為多年下來累積了許多實驗結果，我的百寶袋裡隨時都可以抓出應對各種情況、各種情緒的方法，大幅縮短情緒發酵的時間，也就是幾乎不會讓不開心的時間持續下去。

別讓多重刺激因素同時存在

不論是飲食忌口、還是熬夜晚睡、抑或是壓力事件，別讓這些會對自律神經造成重負荷的事情在同一天存在。比如今天已經睡眠不足了，最好就不要再喝咖啡去刺激自律神經。疑，不是精神不濟的時候最需要咖啡嗎？如果你只是想要精神好，喝咖啡當然是首選，但如果你想維持自律神經好棒棒的話，咖啡就是第一個要捨棄的。

我自己的做法，當有壓力事件的時候，在我尚未處理掉壓力源時，我會避免任何其他的刺激因素，不碰咖啡因，不晚睡等等，壓力越大，我遵守的禁忌就越多，甚至有可能完全回復病中所遵守的嚴格規範，極盡所能避掉所有額外的刺激因素，並盡可能加強對自律神經有益處的項目，將自律神經的負荷減到最低。

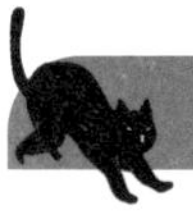

芳喵説……

前面提過，咖啡一個月可以喝一次，晚睡可以偶爾為之，炸物也可以一個月吃一兩次等等。

但是，要特別注意，你不能今天喝咖啡，明天吃炸物，後天晚睡，再後天吃大辣麻辣鍋，這樣會等於你連續四天都在刺激自律神經。

在身體很健康的情況下，至少要保持半個月以上的淨空，才能再過一次其他的癮，不要讓刺激因素出現的太頻繁。如果身體已經有點異樣，肩頸痠痛、感覺疲勞，這已經有點自律神經不平衡了，最好把淨空時間拉長到一個月，或是乾脆先把身體狀態調養回健康狀態，再去享受那些有刺激性的事情。

維持「日常維護」和「心理狀態調整」

施醫師認為，我之所以能夠經歷各種生活中比較重大的事件，比如半年左右的時間，每天去加護病房照顧弟弟，三不五時熬夜陪手術，後又經歷弟弟過世，都沒有復發跡象，健康良好，正是因為平常把自律神經的健康底子打得很好，又能迅速的調整心理狀態、將壓力處理妥當。

本章開頭就提到許多人反反覆覆地復發，一遇到事情就復發，如果能在生病時培養好基礎，康復後積極維持，就不需要每次一有事情就擔心復發，健康有底氣的話，就算真的遇到什麼嚴重的事情，也能安心地把全副心力都放在處理事情上，而不是擔心復發，或是處理復發。

所以，別吝嗇花時間照顧你的身體，別吝嗇花時間照顧你的心靈，這些事情，沒有別人能幫你代勞，偷懶不得。把你自己放在第一位並不是自私，自己好，才有心力照顧別人，自己好，才不會讓關心你的人愁雲慘霧、提心吊膽。再進一步說，讀者們喜歡我，很多時候不是因為我的痊癒經驗，而是因為他們從我身上找到他們所需要的力量，我怎麼做到的呢？我只是照顧好我自己的身心靈而已，就像你身邊有陽光樂觀的人，你也會被他感染正面的力量，近朱者赤，近墨者黑。如果你也能照顧好自己的身心靈，你身邊的人或許也會因你而得到力量。

當你自律神經失調時，有很多事必須做，也有很多事不能做，比如飲食要忌口、不做激烈運動等等，這些事沒做好，病情就會跟你的治療效果「拔河」。多數人其實不想為自己的身體負起責任，因為負責任就代表要改變自己、要做很多事，光想就覺得好麻煩，什麼都不想管。當我們懶惰蟲發作時，可以問問自己：「這場拔河賽，我希望誰贏呢？」

PART 2

關於治療，你需要知道的是……

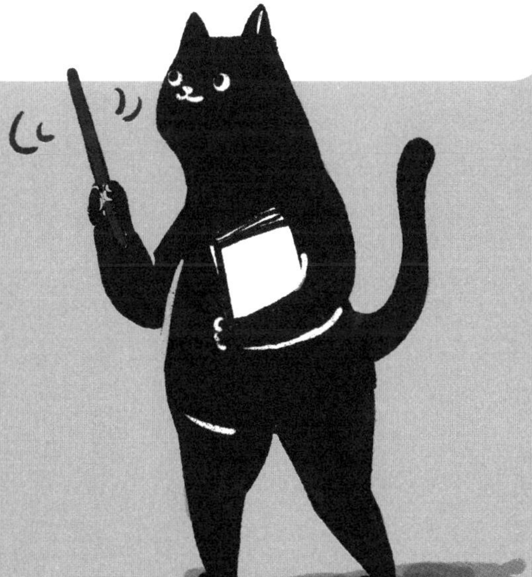

2-1 自律神經失調一定要治療嗎？

有些自律神經失調的讀者很恐懼就醫治療，有些則對網路上、社群媒體、群組病友等等管道所宣揚的「不吃藥、靠意志力就好」的各種說法，感到相當迷惑，光是決定要不要看醫生吃藥，就掙扎了很久。也因此，我通常會收到像這樣的問題：「芳喵，我是不是做點運動就會好？」「如果我調整生活習慣，不吃藥也能好嗎？」以下，我將訪談一位身心科醫師、一位中醫師，藉由他們的回答，再加上自己多年來與讀者交流，就我的觀察所提出的一些看法，來提供大家參考。

身心科施養賢醫師的看法

自律神經失調在目前來說，並沒有輕重的分級，這如同強迫症也沒有重度強迫症，中度強迫症等。因此，主要就是看是否影響到個人的生活品質、社會職業功能。如果個人生活並不覺得受到影響，社會人際職業功能也沒有受到影響，那麼其實有一些不舒服，還是可以透過比方說靜坐冥想、飲食、睡眠方面的調整而無需用藥。有些人可能因為某些原因，無論是受到誤導還是基於自己的自由意志不願意用藥，現在臺灣也有引進一些像 rTMS，對於憂鬱症及自律神經失調也有效果。

是否需要治療的界線，坦白說，因為國內外都沒有任何學術機構明定，如果今天某個學術單位明定出來或建議，那麼就不會在社群裡面有人繼續誤導。偏偏就是沒有明定，就像強迫症，也沒有人明定什麼樣的程度需要接受藥物治療。因此依照一般身心疾病的概念，就是如果已經影響到了個人的生活品質，又或者是影響到了社會職業功能，可能連工作都做不下去了，這個階段就應該要求醫。求醫不等同於吃藥，就像剛說的，現在也有引進 rTMS，不一定需要用藥。

所有的診斷或疾病，在身心醫學上面都要符合個人已經覺得非常地痛苦，又或者是在社會、職業或其他功

芳喵說……

自律神經失調的病情是會演進的，可能一段時間就多一些症狀，逐漸惡化。然而，自律神經失調的治療是溫和性質的，並不能馬上止住病情惡化，所以當病情還在發展中，也就是還不夠嚴重的時候就去治療，在病人對自律神經失調以及治療都不瞭解的情況下，就會把病情惡化誤以為是藥物害他變嚴重了，身心科醫師背了不少次這種黑鍋。所以，被動等病人自己心甘情願的立場，算是一種保護措施。另一個角度來說，也是擔心病人因為這種誤解而對醫療不信任，造成有病不願意看醫生，那就更不好了。

能領域上面引起了顯著的障礙，才需要治療。所以如果他覺得他透過運動，能夠改善到他個人覺得不需要治療的狀態，那這樣子就不需要治療。

自律神經失調治療上傾向於不吹皺一池春水。有時候個案達成了身體、心理及環境的平衡，也就是說這樣的生活品質，個案覺得可以接受，那麼就不需要藥物治療。

如果個案就覺得可以接受這樣的生活品質，卻仍然給予藥物的治療，這時候就攪亂一池春水，很可能會發生事後個案覺得是藥物誤了他一生，造成他的「不良反應」。雖然我們都知道這是不可能的事，但是個案就是會這樣覺得。像這樣的案例屢見不鮮！

中醫陳建銘醫師的看法

自律神經失調的程度差異

自律神經失調並沒有具體區分輕度、中度、重度的評估標準，那麼要怎樣分辨自律神經失調的程度呢？我們可以依據失調症狀的數目、症狀的出現頻率、症狀持續的時間長短，來進行評估。

由於自律神經遍布全身上下，因此自律神經失調症狀會表現在身體各部位，常見的例如心跳快、心慌慌、胸悶呼吸不暢、頭暈頭脹不清爽、脖子緊繃僵硬、腸胃不舒服等等。而且通常不會只出現單獨一項症狀。

◆ **輕度自律神經失調**

如果只有出現一項或兩項症狀，症狀偶爾出現，持續時間不長，屬於輕度失調。

在治療方面，輕度失調的患者，由於通常都保有自我復原能力，只要充分休息，可以自己好的。

◆ **中度自律神經失調**

自律神經失調是不會突然一下子就跳到重度失調。首先是開始出現輕度失調，但是由於自我復原能力都還在，會自己好，容易忽略，不會認為是問題。等到症狀逐漸變多，更常出現，持續時間更久，就是中度失調。如果還沒有提醒自己，調整生活，配合醫療，可能會繼續發展成重度失調。

換言之，中度自律神經失調是介於輕度失調與重度失調之間，一段涵蓋範圍比較大的區段，即時發覺，面對處理，才能避免病情逐漸往重度失調的方向移動。

◆ **重度自律神經失調**

如果出現許多種症狀、全身上下症狀講不完。症狀常常出現，持續時間很長，嚴重干擾生活，屬於重度失調。

重度失調的患者，連帶已經影響自我復原能力，很難靠自己好，建議就醫幫助，同時也因為自律神經很不穩定，吃藥常常還沒有發揮效果，先產生不舒服副作用，而吃藥需要一段時間才能找到平衡，才會啟動自我復原能力。因此，治療重度失調，需要更多時間。

芳喵以及讀者們的看法

自律神經失調的程度差異

自律神經失調的嚴重程度區分，其實像兩位醫師說的，並沒有明確的標準，以我自己的病史以及長年觀察讀者們的病情來看，其實自律神經失調的病情輕重更像是一個光譜，從極輕微到極嚴重，在輕度、中度、重度之間，很難有明確的界線。

所以當讀者們在私訊問我：「芳喵，我要怎麼判斷我算輕度、中度，還是重度呢？」我通常會給出以下這樣的判斷方式。

◆ 輕度自律神經失調

輕度時可能會有一些「你並不覺得真的生病了」的症狀，例如偶爾的拉肚子或便祕、心悸、胸悶，這些還算是比較典型的自律神經失調的症狀，只是出現時間很短，很偶爾，只有少部分人會注意到身體可能出問題了。另外有些可能會持續的症狀，就真的更不會讓你想到身體出問題了，比如肩頸痠痛，不論怎麼泡澡、怎麼去給人按摩推拿，始終都消除不了。不過只要你有適當休息或運動了，讓身體有喘息、修復自己的時間，通常也就會自己好了。

◆中度自律神經失調

到了中度，症狀比較多一點，也開始出現自律神經失調的特徵「比較會讓你注意到的時好時壞」、「症狀多變（不同的症狀換著來或同樣的症狀換部位）」。但這時只是讓你覺得很困擾，還沒有很痛苦的感覺。

◆重度自律神經失調

惡化到重度的階段，症狀不是比較多，很可能是非常多，症狀的嚴重程度也提升到了讓人痛苦的程度，比如中度的頭暈，可能讓你走路不穩但還可以正常走，重度的頭暈可能會很難走路，甚至會暈到吐。這階段會明顯影響到生活、工作，最嚴重時，甚至有可能無法繼續工作、無法生活自理，精神也可能痛苦到瀕臨崩潰的程度。

自律神經失調是否需要治療？

有不少病友拖得太久，直到病情嚴重，生不如死才去就醫，個個都悔不當初，其中一位讀者還特地跟我說：「芳喵，我想請你提醒其他病友，一發現不舒服就要趕快去治療，不要像我一樣，等到很嚴重、很痛苦才去治療，治療難度也變高。」

至於我呢，故事就長了，因為打從出生，身體就一直不是很好，有很多奇怪的症狀，從小就是藥罐子，但從來沒有醫師知道我身體發生了什麼事，所以，大約十多年前開始，虛弱到出門很容易癱軟，三不五時就突然路倒嘔吐，也沒有想太多，總結就是「身體爛」，根本不知道這叫「自律神經失調」，自然也沒想到去看醫生。

直到二〇一一年底，頻繁進出急診，甚至一天坐了兩趟救護車，進了兩次急診，隔天又進了急診，才在急診醫師轉介下去了身心科。這已經是嚴重到生不如死的程度，才開始治療。

所以，如果你問我自律神經失調要不要看醫生，我的看法跟那些悔不當初的讀者們是一樣的，如果及早治療能避免我後面那幾年的臥病在床、生不如死，我寧願早點開始吃藥。

至於不吃藥能不能自然痊癒？我個人是不行，我運動、我早早上床、我曬太陽、我沒有工作在家休養、三餐定時、飲食均衡等等，還有很多事情都做了，沒有一樣能阻止我的病情惡化，到後來都無語問蒼天了，我到底還要做什麼才能擺脫病痛？

陳建銘醫師認為，我之所以沒見過幾例不藥而癒的病例，是因為當自律神經失調還是極輕微狀態時，對生活工作的影響不大，患者是不會上網找文章的，而這個階段是可以靠運動、靠調整生活自己改善的，所以我遇不到這個階段的患者，那些會找我發問的讀者，通常都是中度以上的患者了，已經是處於靠自己很難好的階段，因此我所面對的讀者都是需要我所說的「康復鐵三角＝治療＋日常維護＋心理狀態調整」。

總結讀者們、醫師們、我個人經驗，三方的資訊，我的建議是：

- 如果你已經在中度失調以上，挑選你不排斥的、能信任的治療方式，儘早治療。
- 如果你中西醫都排斥，那就給自己兩三個月，看看改變生活模式以及心理狀態調整，能否到達施養賢醫師說的那種境界，也就是你自己覺得改善到你可以接受的生活品質，如果行不通，那就認命點去看醫生，以免再繼續惡化。

2-2

中醫？西醫？非藥物治療？

這一章，我會先提出一般自律神經失調患者對於各種治療方式的看法，然後再針對這些看法來解釋中西醫在自律神經失調治療方面的真實情況，最後再說明非藥物治療的部分，以及我對於如何選擇治療方式的建議。

這裡要先說明一下，西醫是指身心科而非神經內科。一般人看到「自律神經失調」這個名詞，自然而然就想到神經內科，因為都有「神經」這兩個字。但實際上，自律神經失調是身心科的專長，而不是神經內科的。

施養賢醫師解釋：儀器可以檢查出的器質性問題，就歸給神經內科，儀器檢查不出器質性問題，就屬於功能性障礙，歸給身心科。可以看成神經內科處理硬體問題，身心科處理軟體問題。

患者對治療方式的看法

❶西醫治療自律神經失調比較好

覺得西醫身心科比較好的患者會有什麼想法呢？這些想法符合事實嗎？對選擇治療方式有幫助嗎？

◆西藥比較有效

我觀察讀者們的病情與治療，在病人有做好自己該負責的部分的前提下，如果以真正懂得治療自律神經失調的中醫和西醫相比，西藥與中藥的治療速度是差不多的，中藥並沒有比較慢，或是比較沒效的問題。反過來說，如果你找的西醫或中醫不是「真的」很擅長治療自律神經失調，那就不光是很慢的問題，可能是不會好的問題了。

◆西藥可以快速壓制症狀

這個理由，我覺得不是很好，因為真正的自律神經失調治療藥物——血清素類藥物，並沒有壓制症狀的功能（其實應該說是緩解才對，壓是壓不住的，只能疏導），只有治療自律神經的功能。如果你想緩解症狀，變成需要抗焦慮藥物（鎮定劑），但這樣會掩蓋掉你真正的病情變化，無法判斷治療是否真正有效。

◆西藥可以強制睡眠

這一點就我的觀察，有的中醫會讓病人搭配安眠藥，所以似乎在安眠的效果上，還是借助西藥效果會更好一些。

但是吃安眠藥也不能保證你一定可以睡唷！當自律神經狀態太糟的時候，安眠藥也是會失效的，我就是一個例子，許多讀者也面對相同的情況，不過多少還是能睡到一點的，只是不會是患者想像中的馬上入睡、一覺到天亮而已。等到治療有進展，自律神經狀態好一點點，安眠藥的效果才會逐漸明顯，幫助睡眠漸入佳境。

◆急性發作時需要西藥舒緩

就我的觀察，中醫似乎沒有處理急性發作的藥或特殊的辦法，通常就是等急性發作慢慢消退。我覺得這也是一種方式，只是處於發作期的時間會比較長而已，如果你覺得可以忍耐，忍一下就過去了，那也是可以的；如果覺得自律神經失調的急性發作太恐怖，無法等待它慢慢退去，那麼西藥中的抗焦慮藥物的確是可以立即幫助舒緩的。

❷中醫治療自律神經失調比較好

覺得中醫比較好的讀者會有什麼想法呢？這些想法符合事實嗎？對選擇治療方式有幫助嗎？

◆西藥傷身？

最常見的說法就是「西藥是毒」、「西藥傷肝腎」、「西藥傷身」，這種說法，我想用一個最簡單的邏輯來思考一下，你知道水喝過多會「水中毒」嗎？難道因為這樣你就乾脆不喝水了嗎？水能載舟亦能覆舟。西藥也是一樣，在安全範圍內可以還你健康，濫用過量就會出問題。即使是中藥，如果過量一樣是會出問題的，不信你去找個中醫師問問，如果把他預計開給你的藥量加個五倍，你是會比較快好，還是會比較快進急診？

我的讀者中，不乏年紀大的患者，因為以前不懂得心理狀態調整和日常維護的重要，雖然吃了幾十年的身心科藥物，但一直都被自己破壞了藥效，始終沒有痊癒。他們幾乎吃了一輩子的身心科藥物，也沒有去洗腎還是得肝癌呀！

自律神經失調長期病著才是最傷身的，那叫元氣大傷，不光是身體，你的心理也會大受折磨，如果惡化到我當初那種境地，下不了床，無法進食，瘦成紙片人，只剩一層皮，臉還是紫青色的呢！你就會品嘗到人不像人、鬼不像鬼的感覺了。

施醫師的說法是：如果真的會有這麼嚴重的損傷健康的風險，健保局是不會核准藥物上市的。

◆西藥只是治標不治本？

別的疾病，我不敢說，但是自律神經失調的西藥治療是治本的，不是壓制症狀，而是真正的恢復健康，比如氣血問題，我在西藥治療後，嚴重掉髮的問題已消失，髮量達到這輩子的頂峰（因為我從出生就自律神經失調，髮量沒有多過），手腳冰冷也已不復存在，痊癒後精氣神充足，不再虛弱。

許多讀者會問「哪個醫生有治療自律神經失調的頭暈問題」，這是標準的「頭痛治頭、腳痛治腳」的想法。但是，「醫生是治療疾病，不是治療症狀」，醫生治療的是自律神經失調，而不是自律神經失調的症狀。否則，一個症狀就一種藥的話，我當初豈不是要一次吃幾十顆、甚至上百顆的藥？那還不如直接殺了我吧！

症狀的來源是因為自律神經無法正常運作協調身體各部位功能，那治療的方向當然是讓自律神經恢復正常運作呀！所以，只會有幫助自律神經恢復功能的那一兩顆藥是需要吃的。

但是如果你找的身心科醫師只給你抗焦慮藥物（鎮定劑），而沒有給你主要治療藥物——血清素類藥物，那麼抗焦慮藥物的確是像止痛藥一樣只是緩解症狀的治標藥物，是沒有治本的。

倘若醫師是基於「你的病情很輕微，應該還有自行復原的能力」而只給你治標的藥物，期待你身體會自己好起來，那麼，你應該要在兩三個月內就自行康復了，超過三個月就代表其實身體的自癒力不如想像中得好，就還是需要主要治療藥物。

◆西藥會上癮？

這一點在前面的章節解釋過了，這裡不再贅述。

◆中藥不會有副作用？

事實上，我還是遇過不少吃中藥產生副作用的讀者，只要是藥，身體都必須適應藥物，自然就可能有機率發生適應不良的問題，也就是副作用。只是中藥相對來說沒有西藥那麼常見到副作用。所以最好不要抱持中藥就不會有副作用的想法，免得期待落空。

◆單純只是喜歡中醫

我覺得這個理由最好，就是單純的喜歡，而不是帶有迷思或恐懼的無奈選擇，信任可以大幅增加治療的效果。

❸中醫和西醫治療都不好

這類患者比較讓人傷腦筋，因為容易把自己逼到沒有路可走。

◆怕西藥傷身又怕中藥無效

這種集各種迷思於一身的患者，徹底的妨礙了恢復健康的路。雖然想接受治療，卻又下不了決定，那就只好拖著，有些患者是拖到病情很嚴重，覺得忍無可忍的時候，才做出選擇。

◆就是怕吃藥

這類的患者不知道從小有什麼樣的創傷，還是家長灌輸了什麼奇怪的觀念，又或是某個宗教信仰禁止信徒接受任何的治療，不管中藥、西藥都不想吃。結果大概也就是跟上面那一種一樣，雖然覺得應該要接受治療，但跨不過心裡的那個坎，有的患者等到覺得受夠了，生病太痛苦的時候，就願意突破障礙了。

❹中醫和西醫治療自律神經失調都可以

對於中醫西醫都可以的患者來說，會有選擇困難症。

◆對中醫、西醫都不抱持正面期待

這樣的患者很妙，中醫西醫都不是很喜歡，但也不排斥，所以遲遲無法決定要選哪種，或是有可能一下看中醫，一下看西醫，整個治療方案被他搞得亂七八糟的，非常不穩定，病情當然也就非常不穩定。因為身體一直不斷地在重新適應藥物。

◆對中醫、西醫都很信任

我要提醒大家，「過猶不及」啊！這類的讀者經常是中西醫一起來，並且沒有一個為主，一個為輔（後面會說明），是兩邊一起治療自律神經失調。這樣通常會造成兩個問題，一是造成醫師判斷混淆，當需要調整藥方的時候，就會不知道是哪一邊的問題，哪邊需要調整。二是藥物衝突，有的讀者本來沒有失眠的，中藥西藥都吃就失眠了，或是出現劇烈頭痛、頭暈，停掉其中一方的藥，這些症狀就消失了。

中醫與西醫治療自律神經失調的比較

❶治療方式

◆中醫的治療方式

中醫的治療是將全身視為一個整體，將過虛或過旺的現象調整至平衡，或是另外一種說法，將陰陽調整至平衡，身體的功能就會恢復正常。中醫的治療藥方比身心科更為因人而異，並且在治療過程中會隨時根據病人身體的變化而調整藥方。通常水藥會比科學粉藥效果好，因為能精確的控制每味藥材的劑量。但如果你怕水藥的味道，吃科學粉藥也是可以的，只是可能會稍慢一點而已。

中醫的治療有時候還會加上針灸，有極少數讀者是只有進行針灸而沒有搭配中藥，而針灸有體針、頭皮針、耳針等等，依照醫師習慣或擅長的方式選用。有的讀者會暈針，需要跟醫師反應，醫師才能再做調整。有部分中醫會在病人差不多好了九成時，判斷自癒力已經恢復就結束治療，遇到這種情況時，請一定要做好日常維護，讓恢復大於消耗，才能順利地把最後一哩路走完，正式畢業。

◆西醫的治療方式

身心科治療自律神經失調的藥物就有比較明確的範圍，「提升血清素濃度」、「提升血清素及正腎上腺素濃度」、「提升正腎上腺素及多巴胺濃度」等等，統稱「血清素類藥物」。原則上是缺什麼補什麼。請注意「緩解症狀的抗焦慮藥物」並不是治療，而是輔助，所以不是必須的。

◆怎麼判斷自己缺什麼？

有時候會有讀者問我，醫師怎麼知道他缺什麼？怎麼判斷？中醫和西醫之所以知道你缺甚麼，都是從你一系列的臨床症狀、整個人的精氣神表現與病情變化得出來的結論。

做自律神經檢測可以判斷嗎？自律神經的檢測得出的結果是一個整體的概論，但是我們全身各器官部位的自律神經狀態是不一樣的，並且一整天中每個時段的自律神經狀態也不一樣，所以在醫師下診斷上，並沒有提高精確度的幫助。

◆中藥西藥間隔兩小時吃就可以？

身心科治療自律神經失調的方式，是讓主要治療藥物（血清素類藥物）在身體裡維持一個固定的濃度，也許小有起伏，但大約會在一個穩定的範圍內，也就是你一天二十四小時，身體裡的西藥濃度是固定的。這也是為什麼自律神經失調的主要治療藥物不可以「突然停藥」（有的人喜歡稱之為「斷藥」），就是因為突然讓身體中的藥物濃度劇烈下降，會導致身體來不及適應而產生反彈，也就是所謂的「戒斷症狀」。然而，按照正確安全的減藥程序，給身體適當緩衝適應的時間，就不會出現戒斷症狀。

所以不管間隔兩小時、五小時、八小時，中藥在任何時候吃，都會在身體裡遇到西藥而產生藥物衝突的可能性。這在讀者們的經驗中經常發生，當他們間隔了兩小時吃卻還是發生藥物衝突時，就來問我怎麼會這樣？不是間隔了兩小時就沒事了嗎？顯然不是這樣的。

那為何有的醫師會說間隔兩小時呢？

- 他可能不想讓你覺得他排斥另外一種醫療方式，想展現大度。
- 隔科如隔山，更何況是不同的治療體系，中醫不懂自律神經失調的西藥，西醫不懂中藥，以為跟其他疾病的藥物一樣，兩小時就過了交互作用的高峰期。
- 他不想讓你在兩種治療方式中選一個，免得你捨棄他而選別人。

❷治療期長短

在治療期的長短部分，如同前面所述，中醫西醫沒有差別，真正會影響時間長短的因素是病人自己所做的努力，這是中醫西醫同時都有跟我強調的部分。那麼有做努力跟沒做努力，治療期長短會有多大的差距呢？答案是天差地遠。

以我的讀者普遍中重度以上的失調來說，自己有努力，平均一兩年就會痊癒，自己不努力，三五年都算是好的，我前面也說過還有很多吃了幾十年藥的讀者。藥物治療會跟你破壞身體的行為和情緒進行一個拔河賽，如果你的破壞力度太大，比如每天喝酒、每天喝咖啡，當傷害大於治療的幫助，別說康復了，病情惡化都是有可能的。

❸自律神經失調治療費用

◆西醫費用

如果你找健保醫師，就是健保價格。自費醫師通常費用驚人（單次約一到三千元），也不是很有必要，因為那些藥，健保幾乎都有。如果是健保沒有的藥又必須用到，健保醫師可能會建議你這個藥自費，但通常也不會貴到幾千這麼離譜，因為不是整個藥方都自費。

◆中醫費用

如果你找健保醫師，粉藥就是健保給付，如果你選擇自費水藥，單次就醫的費用可能會在幾百元至兩千元。據採用水藥的讀者認為水藥效果比較明顯，如果你的經濟情況允許，或許選擇水藥會比較好。另外有一種說法，粉藥是複方藥，每味藥的分量比例是固定的，所以對症比較不精準，水藥是單方調配，每一味藥都是醫師精準拿捏的，所以比較有效。以上大家自行斟酌囉！

如何挑選治療方式

❶依照你的信任程度挑選，最好不要同時並行

大家應該都聽過「安慰劑」的實驗，如果病人以為他吃的是真正的藥，那即使只是給他維他命，他都會覺得改善很多，這就是心理作用的強大力量。有些老人家根本沒病，就是疑神疑鬼覺得自己有病，醫師就會開維他命給他，然後老人家就覺得好多了。

所以，在選擇治療方式的時候，請選擇你最信任的那一種，信任的強大力量會讓你的治療效果發揮到最大。並且因為信任，你很安心，安心就能讓自律神經放鬆，對病情有正面的幫助。

經常有讀者會問：中醫好還是西醫好？想要挑最厲害的去就醫，但是，親愛的，這不是華山論劍，沒有天下第一。

❷如果想要中西醫一起進行，可以採用的組合式治療

中西醫同時治療自律神經失調是不建議的，前面說過原因了，現在要來解釋中西醫一主一輔搭配的兩種情況。

◆西醫為主，中醫為輔

第一種想法是想讓西醫身心科治療自律神經失調，中醫緩解症狀。但是前面說過，中醫在緩解症狀這方面沒有西藥那樣直接、強力的效果，所以這種方式不太可行。第二種想法是想讓西醫治療，中醫調養，但，你在生病中，中醫就不是調養而是治病，無法分割。第三種想法，西醫主治療，中醫治療其中一兩種症狀，但前面說過，醫師是治病不是治症狀。

◆中醫為主，西醫為輔

這種方式是讓中醫負責主要的自律神經失調治療，而西醫身心科負責處理前面提到的那些中醫比較難處理的情況，比如安眠藥以及急性發作時緩解的抗焦慮藥物，像是贊安諾、安邦錠、安柏寧等等。這樣的搭配就比較好，在大醫院中，中西醫之間如果彼此有合作會診，通常也是採用這種方式來避免藥物衝突，使兩種醫療體系的合作達到最高效益。

❸都不信任怎麼辦？

如果你對中醫西醫的治療方式都不信任，那你只好繼續與自律神經失調為伍囉！或是去尋求不吃藥的治療方式，但是，目前為止，非藥物的治療方式，讀者們的回報情況都是不理想的，後面會再說明非藥物治療的選擇。

❹都很信任怎麼辦？

反正哪個都行，你可以丟銅板決定。或是採用上面提到的組合式治療。又或者是以離家最近為主要考量，這樣萬一需要調整藥方，你可以立刻回診。

❺特殊情況

以下情況，我會建議選中醫比較好。

- 備孕（不必擔心服藥中突然懷孕）
- 懷孕中（中醫可選擇的藥材比身心科多）
- 吃血清素類藥物經過多次換藥仍無法適應良好，已經心生恐懼
- 對西藥有太多根深蒂固的迷思，難以短時間化解開
- 想一併處理從小的不良體質（也許不是自律神經失調造成的體質問題）

非藥物治療方式

我特地把「非藥物治療方式」獨立出來，是因為目前我還沒聽讀者說過是以這些方式治好的，所以我

持保留態度，如果你願意去嘗試，我想請你將嘗試結果告訴我，讓我可以在未來提供給患者參考。

相應神經調節療法

屬於電波物理治療，在神經節點給予電波刺激。我親身試過完整的療程，在初期改善的效果不錯，但最終沒有完全的痊癒，所以後來才會在身心科就醫直到痊癒。目前也沒有其他讀者回報治癒的消息，多數採用此療法的讀者覺得效果沒有想像中的好，甚至沒有我當初在初期治療那樣的驚豔感。

重覆經顱磁刺激（rTMS）

透過磁生電的物理特性，利用磁場所產生的電流來刺激或抑制腦部的活動，例如刺激重度憂鬱症患者的大腦左側額葉，來增進額葉調控情緒的功能。目前只有少數讀者嘗試這種療法，幾乎都覺得效果不如預期，只有一位讀者覺得的確能夠重塑神經在緊繃方面的表現，比較容易放鬆，但要持續搭配放鬆練習，效果才會好。

theta 雙側矽塔波刺激治療（TBS）

相對於傳統 rTMS 規律性刺激，TBS 是經由改變刺激的模式來改變其後續效應，cTBS 是連續不間斷地施予前額葉刺激產生抑制效應；而 iTBS 是以間歇性的刺激前額葉產生刺激的效應。此種療法算是 rTMS 的進化版，但目前沒有讀者回報嘗試經驗。

星狀神經節阻斷術

將局部麻醉藥注入椎骨前肌筋膜上結締組織內，以浸潤星狀神經節及上下的神經鏈，達到阻斷交感神經的目的。這種療法有極少數的讀者嘗試，在剛開始的幾次有不錯的效果，容易放鬆入眠，但後續不能達到康復的程度。施養賢醫師提醒：侵入式治療，尤其是打在頸椎的方式，屬於有風險的治療方式。

BWRT® 腦神經通路重建治療法

這是一種聲稱運用腦神經科學為理論和治療基礎，結合現代心理治療法所發展出來的一個全新的治療法。但我實際上找不出任何詳細的理論依據，也只有一位讀者回報嘗試經驗，實際上那就是心理治療＋催眠治療，後來這位讀者覺得無效就放棄了。

其實心理諮商有它的功效，但對自律神經失調這種身心疾病來說，藥物治療和心理諮商雙管齊下，再搭配上正確的日常維護，效果才是最好的，想單靠其中一種來康復，效果都會很差。

2-3 尋找遠方名醫還是就近治療？

常常有讀者受不了自律神經失調之苦，千里迢迢跑來找那位治好我的醫師。我每次跟醫師提到有讀者說要從遠地來找他，醫師都憂心忡忡，交代我一定要跟病友講清楚、說明白，好好勸說一番：自律神經失調的治療還是「就近」比較好。為什麼呢？以下說明來自施養賢醫師，由我白話翻譯與舉例，也有一部分是我在幫助讀者時據實務上的考量，各位請斟酌使用。

推薦「就近」治療的原因

❶太遠容易因為勞累引起不適

之前生病時，有時候朋友會邀我去中南部玩，我說我太虛弱，車程太久會撐不住，朋友相當不解，總會說，「都在車上坐著，你可以睡覺啊！不會很累的」。但大家都聽過「舟車勞頓」這個用語吧！即使是坐在車上，身體為了應付晃動，實際上是一直有在消耗體力的，只是一般人在健康狀態，不太容易注意到。另外，在車上睡覺，由於不舒適，反而會越睡越累。

而自律神經失調的症狀類型，常常導致「忍受症狀」本身就是一件非常消耗體力的事情。若再加上車程遠一點，那麼，說不準在去程或回程，都有可能因為體力耗盡而引發急性發作，更為不適。因此，若是每次回診都必須跨越好幾個縣市，這樣的治療過程會變得很辛苦。

❷初期治療必須密集回診

由於每一個人對藥物的反應都不一樣，有的人有副作用，有的人沒有副作用，所以，在自律神經治療初期，很重要的目標之一，就是要找出病人最適合和最有效的藥物。因此也需要比較密集的回診，讓醫師根據病人對藥物的適應程度做調整，確定出最好的配方之後，才開始進入穩定的治療。

因此，根據上一段「太遠會因為勞累而引起不適」，太遠的醫師就更不適合密集回診了。通常剛開始試藥時，可能是一週回診一次。每週都跑很遠，體力上的負擔真的不小。

❸交通費的開銷太大

自律神經失調的治療期間動輒六個月，一年，甚至兩年以上，長期往返比較遠的地方，交通費也會成為一筆不小的開銷。對辭職在家休養的病人來說，在經濟上會有比較高的負擔。

❹突發狀況的緊急處理

就醫的地方近一點，在有突發狀況需要緊急處理時，會比較方便。例如把藥搞丟了、急性發作、試藥遇上副作用太強烈難以忍受而需要立即換藥等等。

比如你今天才剛拿到藥，回家一吃就覺得副作用是無法忍受的，想要馬上去換藥，卻因為副作用太不舒服而掙扎要不要再跑那麼遠的一趟，如果是臺中到臺北，還真不是說要馬上回診就有辦法的。

❺安全感

病人的心情對自律神經的影響很大，所以，安心、有安全感，能讓病人比較放鬆，病情會比較穩定。正如《不再恐慌》一書中提到，有的恐慌症病人乾脆搬到急診室對面住，在窗口就可以看到急診室，想著如果突然發作，狂奔下樓就能得救，這樣就安心了，反而比較不會急性發作。自律神經失調的病人也很類似，就醫的地方離自己近一點，如果有個什麼，馬上就可以找醫師哭訴，這樣會比較安心。

例外狀況，要注意交通方式

如果真的拖很久都無法找到你的良醫，而且你已經被自律神經失調搞得快發瘋了，最終還是想到其他縣市試試看，那麼最好準備足夠的交通費，選擇最不費力的交通方式，盡可能不要讓自己累到。

長途交通大概就是高鐵、臺鐵、客運、開車等等。高鐵當然是最好的，時間短、舒適度高。臺鐵就比較不建議，時間長、晃動大，空氣品質的調整不如高鐵好，比如我以前的症狀有胸悶、暈眩、噁心這幾項，特別容易因為空氣品質太差而更不舒服，還有恐慌感的部分，空氣品質不好，二氧化碳濃度太高的時候，就很容易誘發急性發作。

客運的話，我病中時期沒有坐過，根據假想，車體高，晃動會比較大，更容易暈車，舒適度可能也不如平穩的高鐵。至於開車，就看是自己開還是家人開，自己開就非常不建議，太累；家人開還要看技術，技術不是很適合載病人的話，病人是相當容易暈車的唷！

別一味追求名醫

所謂「名醫」，可能是廣告買得比較多，經常上節

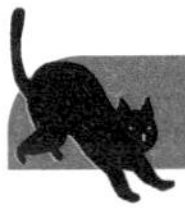

芳喵說……

要找到合適的醫師，往往不是那麼容易。因此我長期追蹤讀者從開始治療到康復的情況，將用藥嚴謹精簡、人好有耐心，並且謹慎處理每個治療階段，能夠讓我放心及信任的醫師收錄進良醫名冊。然而，某些縣市真的是醫療沙漠地帶（這名詞是施醫師告訴我的），始終就是沒有追蹤到能符合我的標準、讓我足夠放心推薦給讀者們的醫師。如果讀者自己去嘗試過診所或醫院，都沒有遇到夠嚴謹、夠瞭解自律神經失調的醫師，那麼我就會建議在我的良醫名冊裡尋找附近縣市的醫師，稍微遠一點，但是會比從臺中跑臺北這樣的距離好。

目或出過書，但這都只是代表他很會行銷自己，不等於他很懂得治療自律神經失調。另外，也有可能病人是因為鎮定劑吃得多，症狀都緩解掉大部分了，才覺得改善很大。

因此，我在收集醫師名冊時，才會有那麼多的觀察指標，我要看的是醫師實際上開藥的態度是否用藥精簡，不讓病人吃不必要的藥、病人在沒有鎮定劑假象的情況下，病情改善的進度、減藥安排是否躁進，以及是否會過早結束治療、對病人是否關懷有愛心等等，真正被我收進名冊裡的醫師，大多不是所謂的名醫，我自己的主治醫師也不是所謂的名醫。

所以，別有「名醫迷思」，好好觀察你的醫師是如何治療你的，也許你會跟我一樣，在家附近就遇到一位沒有名氣卻很棒的醫師。最後，還是希望大家都能在自己家附近找到良醫，這樣恢復健康的阻力會小很多，自律神經的負擔也會少很多。

2-4 治療幾次不滿意就換醫師？

通常在讀者第一次私訊向我提問的時候，都會先描述一下自己的情況，可能是目前的病情，可能是自己吃的藥，也可能是就醫情況。最常見到的私訊開頭就是「我看過好多醫生，中醫、西醫都看了，都沒有效果，沒有明顯的改善」，只要看到類似這樣的描述，我慣例會回的第一句話就是：「請問你給每位醫師多少時間呢？」而我收到的答案，大概有八成都是很短暫的，可能是看診一兩次，可能是一兩週，再不然就是一兩個月左右，這就是典型的「逛醫生」。

爲何會「逛醫生」？

為什麼會有「逛醫生」這種行為呢？通常是因為誤解了「自律神經失調的治療過程」。

我們稱讚一位醫師的醫術極好，用詞大多都是「藥到病除」。這觀念深植於我們的心中，因此會有一個想法「藥吃下去了，應該要馬上感覺到改善，這才是對症下藥，藥到病除」。

讓我們回想一下感冒、腸胃炎這類常見的疾病，當我們吃了藥之後，很快就感覺到比較舒服一點，是哪些藥的作用？讓我們很快就喉嚨不痛，這是止痛藥的作用，讓我們很快就不發燒，這是退燒藥的作用，讓我們很快就不嘔吐了，這是止吐藥的作用，讓我們很快就不拉肚子了，這是止瀉藥的作用，以上這些都是「緩解症狀」的藥物，至於消炎藥、抗生素，並沒有馬上緩解症狀的功能，而是真正在「治療疾病」，治療的是「感染」、「發炎」，而這是需要時間的。

上面這部分會帶出兩個常看到的誤解，「想找專治某種症狀的醫師」以及「吃了藥應該要馬上有明顯的改善」。於是，當沒有出現預期中的效果時，很多讀者的處理方式都不是找醫師換藥，而是直接換掉醫師。

另外還有一種誤解是由於自律神經失調的主要治療藥物的特性所產生的，也就是藥物副作用，但這種藥物副作用與其他疾病的治療藥物不同，處理方式也不同。但病人並不知道，醫師通常也不會事先說明，以至於一出現副作用，就很容易使病人因為誤解而直接換醫師。

「逛醫生」不好嗎？

大多數病人都不知道為什麼「逛醫生不好」，在大家的認知裡，醫師不好，當然要換呀！嗯~是的，但是以「自律神經失調」來說，換醫師的時間不能這麼短，讓我從上面那幾種誤解來解釋。

誤解一▼吃藥應該馬上有改善

剛剛前面說到能讓我們馬上感覺到改善的，其實是「緩解症狀的藥物」。然而，許多開藥相當精簡的醫師，不見得會在一開始就給緩解症狀的藥物，因為醫師需要在病人服藥後判斷兩件事情：

①**必須要瞭解病人的身體是否能夠適應主要治療藥物（有沒有副作用）**：有的人適應良好，沒什麼副作用，有的人適應不好，有嚴重的副作用。

②**必須要瞭解病人的身體是否對主要治療藥物反應良好（能夠出現該有的效果）**：有的人對藥物成分沒什麼反應，有的人對藥物成分反應明顯，能夠看到一些改善，要能夠確認病人對藥物的反應達到有效治療的程度，才能讓藥方固定下來。

自律神經失調的主要治療藥物——抗憂鬱藥物（血清素類藥物）需要一段頗長的時間，通常是兩週以上，並且，兩週左右能出現的改善，大多數時候也都不會是太明顯的，只是略有改善而已。所以若是以「藥到病除」的想法來評估，往往會在藥效出現之前就已經換醫師了。

所以，我常跟讀者說，你要是這樣換下去，換完全臺灣的醫師，都不會得到你想要的結果，就算華陀再世也辦不到啊！

誤解二▼因為誤解副作用而換掉醫師

吃藥後有副作用，就誤以為是醫師不懂得開藥，醫術很爛，直接換掉醫師。然而，自律神經失調的主要治療藥物所產生的副作用，需要兩週以上的時間讓身體適應，副作用就會慢慢減輕或消失。

另外，寫在藥袋上的副作用，「不是一定會發生」，而是「有機率發生」，醫師無法「掐指一算」算出病人的體質吃這顆藥會有什麼反應，所以治療初期通常會是一個「試藥過程」。

正確的處理方式，不是換掉醫師，而是與醫師討論是否需要換藥，如果副作用還能忍受，通常會讓病人忍耐一下，等身體適應，如果副作用太強烈，醫師大概就會考慮換藥，或是增加一些緩解副作用症狀的藥，讓病人能度過這段時間。

誤解三▼想找專治某種症狀的醫師

我最常看到的詢問是「有沒有專治ＸＸ症狀的醫師」，這是由於前面提到的那些緩解症狀藥物所導致的想法，比如，拉肚子吃了藥就不拉肚子了，所以覺得是醫師很懂得治療拉肚子。

但是醫師其實「不是治療症狀」，而是「治療疾病」。舉例來說，心悸這個症狀，可能是自律神經失調的關係，要看身心科治療；也可能是心血管疾病，要看心臟科；也有可能是甲狀腺亢進，要看內分泌科；還有可能是低血糖症，要看新陳代謝科。

還有一個現象是，自律神經失調到了想看醫生的程度時，通常不會只有一個症狀，而是多個症狀，但病人卻只想處理那個「他最在意的症狀」，這裡就會出現一個很值得玩味的現象，往往病人最在意的症狀最慢好，結果就覺得醫師不會治療這個症狀。

自律神經失調的症狀，在治療過程中會一個接一個慢慢減輕或消失，但卻沒有一個「固定的順序」，也不是「你最在意的症狀最先消失」，完全是看自律神經哪個部分的功能先恢復正常運作。

所以，在這個誤解中，我們應該要修正一下想法，我們該問的是：「哪位醫師真的擅長治療自律神經失調？」

自律神經失調需要長期穩定的治療

「你花多久把身體弄壞，就要花多久把身體復原。」這是某位讀者告訴我的，想想也挺有道理，應用在自律神經失調的治療上，更是貼切。如果到了需要治療的程度，通常大概都到了中度或重度的自律神經失調，的確是需要頗長的時間才能痊癒。

而在這頗長的治療時間中，需要的是「穩定」，也就是由同一位醫師，持續監控病人的身體狀態，維持穩定的藥方，除非有狀況需要微調，否則不任意更動藥方，這樣自律神經才會在得到「穩定、持續的藥物支持」下，也一起「穩定、持續的慢慢恢復」。如果用中醫的用詞，那就是讓自律神經在藥物的支持下，好好的「調養」，讓身體休養生息，逐漸恢復元氣。

如果頻繁換醫師的話，自律神經就得不到穩定的治療，每一次換醫師，身體就得重新適應新的藥物，然後才開始進行修復，如果把時間一直花在適應新藥物上面，那麼就會一直延遲開始修復的時間。因此，「逛醫生」這件事，會跟病人想要的「快點康復」完全背道而馳。

2-5 治療過程跟你想像的不一樣

在前面的章節講過「逛醫生」的問題，我們要瞭解「自律神經失調真正的治療過程」，才不會因為誤解而到處逛醫生，無限延長了康復的時間。

其實這整個關於治療的第二部，都是為了讓大家能夠「進入穩定治療」，以及「安心度過漫長的治療期」，「安心」、「穩定」就是自律神經失調期間最重要的核心精神，這樣才能盡快恢復健康。那麼真正的治療過程長什麼樣子呢？

第一階段 試藥期

我們之前提過，初期治療必須找到那顆「副作用反應少或沒有，身體又能對藥物成分有良好反應，可出現治療效果」的主要治療藥物。這一點只有身體能給出答案，所以必須嘗試過才會知道。

有的人很幸運，身體對藥物的反應很好，副作用少或輕，或根本完全沒有，身體對藥效的反應也符合醫師預期的初步改善程度，兩三週就結束試藥期，進入穩定治療；有的人可能運氣比較不好，換了好幾種藥才找到身體能適應的那一種，而一種藥要吃兩三週以上才能得出觀察結果，這中間可能醫師還會先不換藥，調整劑量試試看，於是，試藥超過三個月，甚至花了半年以上的，也是有不少人。

＊試藥階段的時間長度，看的主要是「運氣」。

第二階段 穩定治療期（三個月～？）

穩定治療期有多長？

這個階段所需要的時間長度，涉及了幾個要素：

①**病情嚴重程度**：輕度、中度、重度自律神經失調，所需要的時間一定會不同。

②**日常維護及心理狀態調整**：如果能夠做好這兩項，相當於避免了大多數會刺激自律神經的事情，並且提供自律神經盡可能多的幫助，可以將治療效果放大到最大，好得就會快一點。相反，若沒做好，就會一直刺激自律神經，使身體把原本要用來修復自律神經的力氣都花在讓自律神經回到原來的狀態，延遲了修復的時間。

由上面這兩個因素所組成的結果，每個人在穩定治療期所需的時間長度就有了天差地遠的不同。你想把標題上面的那個「？」變成多少呢？就看你能不能在「日常維護和心理狀態調整」這個自己可以掌握的部分做對、做好。

你若做到極致，做得徹底，輕度自律神經失調可能三個月就搞定了，中度、重度也有可能最快在六個月左右就結束這階段。但若是你不做，或做得不好，那麼花上一兩年、三四年、五六年以上，都是有可能的。畢竟**「藥效敵不過刺激因素」**。

穩定治療期的現象

穩定治療期最容易讓人誤解的就是自律神經失調的兩個特性：**「時好時壞」**、**「症狀變來變去」**。我在私訊中最常見到的描述就是「吃了幾週，藥就沒有效了，症狀還是時好時壞的」，或是「都已經治療兩三個月了，還冒出新症狀，是不是藥沒有效」。這兩種話一出現，後面緊接著的就是「讀者想換醫師或換藥了」，或是「讀者心裡七上八下，擔憂自己是不是好不了」。這兩種情況對病情都不好，前者直接影響治療穩定度，後者則是讓心情變得憂鬱、焦慮、緊繃，負面情緒會刺激自律神經，引起更多的病情反覆，時好時壞。

所以這裡要請大家牢記**「自律神經失調的特徵就是時好時壞、症狀多變化，直到你完全康復前都會是這樣的情況」**。

自律神經失調的特徵一▼時好時壞

前面說了「藥效敵不過刺激因素」，所以遇到生病中的自律神經無法調節的刺激因素時，症狀就會冒出來或變嚴重，這就是「時好時壞」的由來。通常，醫師並不會因為這種短暫的變化而改變藥方，你只要平常心，繼續做好日常維護和心理狀態調整，當刺激因素消失後，過個三到七天，身體自然會慢慢回復，當然，前提是你沒有再製造刺激因素。

這個部分要特別注意，不要因為時好時壞、反反覆覆就讓自己持續沉浸在絕望、氣惱、不耐、沮喪、擔心不會好的焦慮裡，不然，你的壞情緒就會變成一個刺激因素，使得病情反覆的時間不斷被你延長唷！再提醒一次，「平常心」，既然知道它會來也會走，就放鬆下來等它走就好。

自律神經失調的特徵二▼症狀變來變去

在第一部講述我自己的病情時，就有提到多種症狀可能同時存在，也可能是輪著來的，可能這幾天頭痛得要死，再過幾天頭痛消失了，卻開始不明原因的肌肉痛、神經痛，這是症狀輪著來。也有可能今天是大腿肌肉感覺抽動、跳動，明天這抽動跑到腹部了，肌肉痛、神經痛也是會換位置的，這是症狀到處跑。

身體並不是一個恆定的狀態，身體狀態的變動會影響自律神經功能故障的部位，所以，沒人知道明天會換成哪裡有問題。當然也有很多人挺固定的就是那幾樣症狀，可能就是那幾個地方特別弱吧！

在這個階段，如果讀者來跟我說「病情沒有改善，想換醫師」，我通常都會回覆：「你可能要先檢查一下你是否有把日常維護都做對、做好，心理狀態是否都調適平穩。如果自己都有做好，最後才來檢討醫師唷。」因為，還是那句話「藥效敵不過刺激因素」，我們得先確認自己沒有製造刺激因素，破壞藥效表現，才能確定「病情沒有改善，不是自己搞出來的」，然後才能考慮是不是醫師不太擅長治療自律神經失調。否則不只是醫師莫名其妙地背了黑鍋，換醫師的做法也改變不了我們自己破壞藥效的情況，那麼不管換多少醫師，病情也不會改善呀！

病情好轉並不是直線上升的圖形

大多數人都以為病情好轉會是一個像下圖中那樣直線上升的圖形，症狀減輕或消失就不會再出現，直直地往沒有症狀前進，所以，當症狀時好時壞、反覆出現的時候，就以為是治療沒有效果。

但我們前面講過，「時好時壞」是自律神經失調的特徵，因此，治療過程中的病情變化，不會是那樣的直線上升，而是像圖二那樣，當治療逐漸生效的時候，病情反覆還是存在的，但是發生的頻率會逐漸拉長，症狀出現時的程度會逐漸減輕。有些讀者會問我，老是這樣時好時壞，要怎麼判斷治療有沒有用？答案就是觀察頻率和嚴重程度的差異，但是，請把觀察區間拉長

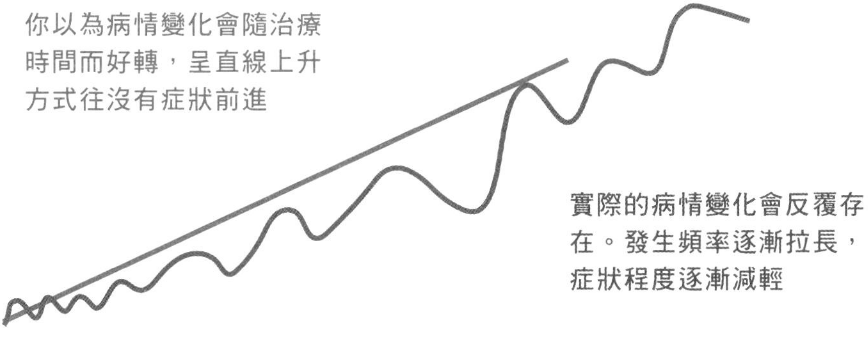
你以為病情變化會隨治療
時間而好轉，呈直線上升
方式往沒有症狀前進
實際的病情變化會反覆存
在。發生頻率逐漸拉長，
症狀程度逐漸減輕

到「以月為單位」，這個月跟上個月比，而不是今天跟昨天比。自律神經失調的修復過程很長，如果一天一天比較，是很難看出真正的曲線趨勢的。

刺激因素有哪些？

刺激因素可分為兩種：不可控因素、可控因素。不可控指的是我們無法控制它出現與否，可控是指，我們可以控制它要不要出現。

- **不可控的刺激因素**：天氣（氣溫、濕度、氣壓）、居家環境噪音、家人是壓力源、女性生理期荷爾蒙變化、更年期荷爾蒙變化、懷孕荷爾蒙變化、工作壓力、經濟壓力、外出環境的氣味、空氣品質、胡思亂想、負面的念頭等等。
- **可控的刺激因素**：疲勞、情緒、用眼過度、用腦過度、不適當的運動、刺激性飲食（茶、咖啡、酒、巧克力、炸食、辣食等刺激性食物）、居家空氣品質不佳、縱容自己沉溺在胡思亂想、負面的念頭、穿過於厚重的衣物等等。

不可控的刺激因素部分，我們不必傻傻硬扛，可以想出各種應對的方式，比如天氣問題可以開冷暖氣處理，噪音可以用隔音窗簾、隔音門窗，家人是壓力源的話，若經濟能力許可就搬出去住，減少往來，諸如此類，大家可以根據自己的資源、能力，發揮創意去處理。

可控的刺激因素部分，大多都是自己製造出來的，比如不懂得適當休息、不節制、沒有搞清楚什麼能做和什麼不能做等等，其中飲食忌口的部分，就像大多數人減肥老是失敗的原因一樣「管不住自己的嘴」。

胡思亂想和負面念頭是個比較特別的部分，我在可控和不可控都把這兩項列出來了，為什麼會這樣呢？因為我們無法控制腦袋裡會冒出什麼想法，而且在失調期間，莫名焦慮、胡思亂想本就是自律神經失調的症狀之一，所以是屬於「不可控」的部分。然而，我們雖不能控制「它要不要出現」，卻可以控制「要不要被牽著走，要不要讓它導致嚴重的情緒發酵引起身體不適」，也就是說，「你要不要縱容自己持續沉溺在那些想法裡」是可以控制的。人的注意力一次只能在一個地方，所以，打斷自己繼續想，然後找件事情做，把注意力轉移到某件事情上，你的注意力就只能用在做那件事情上，沒空再胡思亂想了。雖然剛開始會覺得很難，這也不是一步到位、做一次就好的事，只要有耐心不斷地練習，慢慢地就沒有那麼難了。

親愛的，你若是真的想康復，面對刺激因素，「別再找理由，開始找解決辦法吧」！

＊穩定治療階段的時間長度，看的主要是「努力程度」。

第三階段 收尾期（約三個月～六個月）

到了收尾期，大部分時間都是舒舒服服的，偶爾才會出現症狀，但多半也都是比較輕微的，不再那麼

影響治療階段時間長短的關鍵

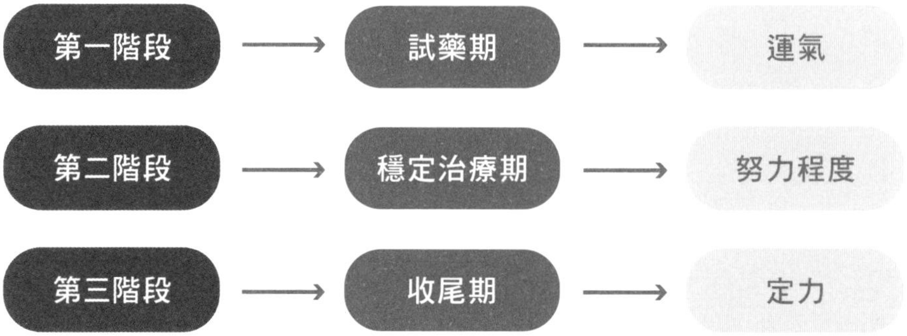

讓人抓狂或恐懼，甚至幾乎都沒有症狀了。假設日常維護和心理狀態調整都乖乖地做好了，「最快」只要再一到三個月就可以到達自律神經穩健強固的程度，然後再花一兩個月緩慢地減藥至停藥，就可以順利地「畢業」了。

「畢業」這個詞來自於某位讀者把治療過程當作在學校學習，學習著如何照顧自己的身體、照顧自己的心靈、與自己好好相處、發現自己真心想要的人生。完全恢復健康對他來說，就像是身體頒發給他一張合格證書，告訴他可以畢業了。我也就沿用了「畢業」這個概念，後來很多讀者也都習慣了這麼稱呼自己的「康復」。

然而，這個階段就會有很多人開始覺得：「快好了，我可以開始減藥、停藥了吧？」「應該偷喝咖啡也沒關係了吧？」諸如此類的「輕舉妄動」，就在這最後一里路的時候，破壞了即將到來的畢業典禮，把最後這階段給延長了許多。

理論上，輕度自律神經失調不是會自己好嗎？到了最後的收尾期，看起來很像輕度自律神經失調呀！但事實上是，很多人在這階段草草結束治療卻很快就復發了，其實也不能稱為「復發」，因為病情根本還沒「好透」啊，捲土重來只是延續病情而已，並不是一次新的病情。詳細原因留待後面第八章「真正康復的定義」再來說明。

＊收尾階段的時間長度，看的主要是「定力」。

2-6

如何評估是否要換醫師？

「換醫師」這個話題，恐怕會讓醫師不開心，但自律神經失調大概是最容易遇到病人頻頻換醫師的疾病。我的高中同學中有不少醫師，某次同學會我就問了他們一個問題：「醫學院畢業、拿到醫師執業證書，很嚴格嗎？」他們搖搖頭說：「有些醫學院或有些科別並不是很嚴格，所以造成醫師素質良莠不齊。」另外，這些年我觀察讀者們的就醫情況發現，真的有些醫師不思成長，沒有自我進修，搞不清楚最新的藥、最新的療法、最新的研究，甚至有些醫師對自律神經失調、焦慮症、恐慌症等的觀念還停留在「治不好，只能控制」的早期想法之中。因此，在有可能遇到這些醫師的情況下，還是有必要談一談「換醫師」這個問題。

自律神經失調的治療進行時，大家可能因為對醫師的信任度不高，所以，時常會有不安心的狀態，想要知道是否需要換醫師，這也是一個讓我們需要瞭解「如何評估是否要換醫師」的原因。

這一個章節，我是根據我的主治醫師教給我的知識，以及長年觀察讀者們的醫師們的治療方式、治療邏輯，再加上觀察讀者們的病情變化、康復進度等等，來做一個歸納說明。

評估「是否需換醫師」的必要

在這七、八年的時間裡，我觀察到自律神經失調的讀者，在治療時有以下幾種現象：

①**逛醫生**：這類讀者，個性太過急躁，或是對治療也沒有正確認知，短短一兩週、一個月、兩個月，沒有「完全康復」就視為「改善不大」，直接把醫師給換掉了。於是到處逛醫生卻從來沒有進入穩定治療，病情當然也就沒有進步，甚至有的人還怪臺灣醫師太爛，都沒人會治療自律神經失調。

②**猶豫不決**：這類讀者，雖沒有在短期內換醫師，但是不信任醫師，一直在想要不要換醫師，吃藥吃得很焦慮，把治療效果都破壞光了，病情當然也沒有什麼進步。

③**傻傻不換醫師**：這類讀者，有的是沒勇氣換醫師，有的是以為只能這樣了，有的是得過且過，懶得換，總之，六年、八年、十年都是同一位醫師，這麼久時間沒康復，醫師又沒有調整藥方以求突破，病人自己也沒做點不同的決定。

這三種狀況，都是不OK的，太快換醫師、太慢換醫師、不換醫師卻不安心治療，都達不到大家想快快康復的目標。這就是我們為什麼要評估是否需要換醫師的原因了，換醫師的時機得恰當得宜。那怎麼樣可以換醫師換得剛剛好呢？

評估是否換醫師的四個步驟

評估步驟一 ▼ 確認藥方，按照藥方吃藥

首先要確認藥方中有「主要治療的藥物」，也就是抗憂鬱藥物。如果有，就繼續看下面的步驟，如果沒有，那要考慮兩種情況：（中醫治療的話，請跳過這兩種情況）

①**輕微自律神經失調**：醫師或許考量病人的身體還有足夠的自癒力，給予輔助性質的鎮定劑，等待身體自行復原。這種情況，請你觀察三個月，如果三個月身體沒有自行復原，醫師也沒有加開「主要治療藥物」，那可能就需要考慮換醫師。

②**醫師的治療理念**：有一部分的醫師不認為自律神經失調是「疾病」，因此，不覺得有必要開「主要治療藥物」。這種情況通常我會在吃鎮定劑數年甚至數十年的讀者的就醫經驗裡看到。這麼久的時間都沒康復，顯然光吃鎮定劑是沒有什麼用的，那就需要換位醫師，以「主要治療藥物」來治療看看。

這一個步驟非常重要，為什麼一定要按照藥方吃藥，我自己當醫生，挑藥吃不行嗎？我自己調整一點劑量不行嗎？我覺得我自己當醫生很厲害啊！這樣行不行？讓我們來看個例子。

今天假設我們要做一道糖醋里肌，上網找了食譜，食譜中一定會有明確的分量，像下面這樣。

糖醋里肌

食材

里肌肉　250公克
洋蔥　50公克
青椒　50公克
鳳梨　50公克

醃料

時蔬　少許
雞蛋　1顆
太白粉　少許

調味料

白醋　3大匙
番茄醬　3大匙
細砂糖　3大匙
太白粉水　3大匙

如果我們擅自調整這個食譜的配方會發生什麼情形？

- 白醋減少為1大匙：酸味不足
- 砂糖增加為5大匙：太甜
- 番茄醬不加：最精華的味道不見了

不管你要動哪一項，都會變得味道不對，並且，你根本就不知道若是按照食譜的精確分量做出來會是什麼味道，那你又憑什麼去說這個食譜不好呢？

再回來看我們的治療藥方，一個有效治療的藥方必須有以下幾個要素：

- 有效的藥物組合：這是指對症下藥，因為自律神經失調的種類繁多，需要診斷出是哪一種自律神經失調才能開出適合的藥方，而且病人身體對藥物成分是否能有足夠的反應也是因人而異。
- 有效的劑量：這是根據病人個人體質承受度、體重、病情等非常個人化的指標而推估出來的劑量。
- 最佳服藥時間：這是根據病人的病情狀態及生活情況而訂的個人化時間表。

這三個要素所訂出來的藥方，就跟食譜一樣。如果你自己擅自動了任何一項，都會失去藥方、食譜原本的效果、味道，那你怎麼會知道它原本的效果好不好？

我曾經看過不少讀者，自己挑藥吃，把唯一具有治療自律神經效果的那顆抗憂鬱藥物（血清素類藥物）給停掉了，只吃跟止痛藥一樣用途的抗焦慮藥物，然後來跟我說醫師好像不行，沒有用，這麼久都沒好。你自己愛當醫生亂搞藥方，那麼你該怪的那個人應該是自己才對吧！因為這個調整過的藥方是你自己開的！

吃中藥的讀者雖然沒有辦法把藥粉或湯藥拆開，但是也有人會少吃一餐，或多吃一餐，這仍然是沒有按照藥方吃藥，一天該吃幾次就得吃幾次，不要自己隨意作主比較好。

回歸主題，我們要評估一個醫師的藥方有沒有用，第一個步驟，至少你得按照藥方吃藥，才能知道這個藥方原本應該有的效果對你是不是有用。

評估步驟二▼給出足夠的觀察時間

這個步驟，要分成兩部分來說，因為病情不同，醫師治療邏輯不同，所以藥方會有所不同，大致上可以分成兩種。

◆基本款觀察時間

這一部分是指吃中藥以及身心科藥方中，抗憂鬱藥物每天吃，抗焦慮藥物是備用而非每天吃。這是比較標準的情況，那麼，不論你是看中醫還是西醫，觀察時間大約是三個月。

為什麼是三個月，因為治療初期，不論中西醫都難免要根據病人對藥物的適應程度來調整藥方，調整到有效劑量與有效藥物組合後，至少要兩週到兩個月才能開始看到「一點點改善」。

所以在這三個月內，就放下你的焦慮，安心治療，才能把治療效果最大化，而不是讓你的焦慮去減損藥效。

◆ 特殊款觀察時間

這部分是指身心科藥方中，抗憂鬱藥物以及抗焦慮藥物都是每天吃的情況。有的病人因為病情嚴重，或是病人特別不能忍受一丁點病痛，或是病人屬於太心急要看到效果的類型，醫師可能會選擇讓你每天吃抗焦慮藥物，好讓你初期的病情穩定一點，或是讓你覺得有效果，就不會逛醫生。

但是，依靠抗焦慮藥物所穩定下來的病情，是假象，因為抗焦慮藥物緩解掉你的症狀，導致無法清楚看到真正的病情，若是沒有抗焦慮藥物，那麼治療用的抗憂鬱藥物到底有沒有作用？就像你因為胃潰瘍而吃止痛藥，止痛藥麻痺了你的疼痛神經，那你就不會知道胃潰瘍到底有沒有比較好，你得停了止痛藥才知道胃還會不會痛。

所以，如果你的藥方中，抗焦慮藥物是每天吃，那就得等到醫師覺得你病情穩定，安排抗焦慮藥物逐漸減藥退場，完全停掉抗焦慮藥物之後，你才有機會去感覺，沒有了抗焦慮藥物，病情真實的情況是如何。

那麼觀察時間應該從抗焦慮藥物完全停藥之後，開始觀察一個月，為什麼是一個月？因為你前面已經吃了抗憂鬱藥物一段時間了，在抗焦慮藥物完全停藥之後，不需要等待太久。

評估步驟三 ▼ 評估改善情況，是否要換醫師

當觀察時間到期，我們要如何評估自律神經失調的治療是否有效呢？我們要先來瞭解一些基本原理。

「自律神經失調的治療是藥物提供穩定的幫助，讓自律神經能夠慢慢地從異常的狀態修復過來，修復多少，

恢復多少功能，症狀就會減輕或消失多少」。

而自律神經失調的治療期很長，所以，在短短的觀察期中，我們當然不可能期望「完全康復」，那麼我們能期望什麼呢？「有一點點改善」就算治療有效，就不需要換醫師。何謂「一點點」？例如，頭暈有稍微好一點點，雖然還是暈，但是沒有到不能走路的程度。又或者是噁心有好一點點，雖然還是噁心，但是能吃得下一些東西了，不會再吞不下去。也有可能是十個症狀減少為七個症狀。

＊請特別注意：並不是只看「你最在意的症狀」有沒有減輕或消失，而是所有的症狀一起看。因為，最先有反應的，往往不是「你最在意的那個症狀」。

那麼如果真的「一點點改善」都沒有看到呢？請你先仔細檢視自己哪個環節沒做好。是你沒有處理當初引發生病的因素？還是你偷喝茶和咖啡？還是你吃了很多炸的？又或是你依然在做鍛鍊肌肉的訓練或貪圖跑步後的流汗暢快？也有可能你的情緒一直都很緊繃焦慮。

如果你確定自己都有做好，卻還是在觀察期後沒有看到「一點點」病情改善，那麼，你可以跟醫師討論換藥或是換醫師，這個醫師或許並不擅長你這種自律神經失調的類型。

評估步驟四 ▼ 進度卡關時的評估

有些讀者在前半年或第一年的治療有緩步改善和進度，然後就停滯了。這時候，我們一樣要仔細檢視自己是不是哪個環節大意了？是不是忍不住貪嘴？確認不是自己做錯事情之後，才來考慮是不是醫師遇到瓶頸了？

有的時候，其實是我們的身體需要更多的時間，就像減肥會有撞牆期一樣，自律神經失調的恢復過程，也可能會出現一段撞牆期，尤其是在換季、天氣特別不穩定的時候，或是自己的生活中出現了變動。所以在確認自己都乖乖做好日常維護以及心理狀態調整的情況下，生活、天氣也沒什麼刺激到自律神經，停滯期還超過半年，若醫師沒有意願調整藥方，或是調整藥方多次也沒有突破，或許可以考慮換醫師，或換治療方式，比如從中醫換到西醫，從西醫換到中醫，或是採用不同的搭配，有的讀者曾經嘗試以西藥搭配針灸而取得突破。

希望這些步驟與評估方式，能夠幫助大家減少不必要的逛醫生，做最有利的醫療決定，並且能夠安心的治療，安心對治療效果有莫大的影響，你的情緒越平穩、越放鬆，你的自律神經就越容易恢復平衡，你才不會一直扯治療的後腿。

2-7 治療多久才會康復？

在第二部第五章解釋治療過程時，已經有提過每個治療階段的時間長度，這邊我們再來從另外一個角度來詳細談談「治療多久才會康復」這件事。本篇所指的病人對象是以中重度自律神經失調為主，也就是身體的自癒力較差，需要治療幫助才能康復的人。會鎖定這樣的對象做說明是因為輕度自律神經失調的人通常困擾不大，不會來找我私訊。

病人以爲的治療期間長度

大多數病人剛開始的時候，通常都以為自律神經失調應該是像感冒一樣，吃幾天藥就會好了，在病人的想像中，最多大概就一兩個月，如果醫師又沒有說明過，那病人就會有錯誤的想像與期待。

醫師認為的治療期間長度

平常在私訊裡，總是會時不時的就出現「醫師說三到六個月就會好了」，但真正「三到六個月就好了」的人，少之又少，於是，接下來這些讀者傳來的訊息就會變成「為什麼都已經超過六個月了還沒好？到底要多久？」我有時候不禁覺得這些醫師何必講那句話呢？這不是搬石頭砸自己的腳嗎？

我也向施養賢醫師問了這樣的問題，不過，我問的不是多久會好，我問的是：「實務上，一般來說，自律神經失調治療多久才能像我一樣，累就是正常人的累，不會有任何症狀，也不再受到任何因素引發症狀，自律神經強健穩固。」施醫師思考了一下，回答我「九個月以上」，並且是「有前提的」。這個前提，我們後面再來說明。

那麼為何有些醫師會給出三到六個月的數字呢？施醫師告訴我，醫學院的教科書上寫明的自律神經失調治療期間為「三到六個月」。為什麼這個數字會讓我們有跟看到政府宣布國民平均收入時一樣的感覺？落差有點大呀。

有些醫師就比較聰明，不會給出數字，真的要給的話，也會比較保守說一兩年，因為，誰也不知道病人會不會為了自己的身體而努力改變調整呀！

芳喵認爲的治療期間長度

在我觀察數千位讀者的治療過程中，光是「試藥階段」，有的人要花上兩到三個月，甚至還有花上半年、一年的，而觀察是否達到可以減藥的階段，至少要花兩個月，不算「穩定治療逐漸改善的階段」和「減藥至停藥的階段」，保守估計就可能要四到五個月。

接下來要來說說前面提到的「前提」，有了這個「前提」，你的自律神經失調治療期間或許就能是「九個月」，沒有「以上」。

①**有效的治療：**找到對的醫師，獲得「對症下藥」的「有效藥方」。

②**確實的配合：**不自行增減藥量、不自己挑藥吃、不擅自停藥、準時服藥。

③**處理掉當初引發生病的因素：**不然這因素會持續地對自律神經造成刺激以及負擔。

④**確實做好自己該負責的部分：**這部分是指日常維護和心理狀態調整，不刺激自律神經，並且提供盡可能多的幫助。

假使上述四點前提，有一樣或是多樣沒達到，那就很抱歉了，你的自律神經失調治療期間就可能不是「九個月」，是「以上」，而且有可能「無上限」，「無上限」的話，白話說就是「不會好」。有少數讀者吃藥治療數十年也沒康復，詳細詢問了他們在日常維護和心理狀態調整的情形，發現他們幾乎都是沒做調整與改變的。套句愛因斯坦說的話：「一直做相同的事情，又怎麼可能會有不同的結果呢？」就是你原本的習性和心態導致了生病，不改變的話，怎麼會好呢？

你可以想像這是一場拔河賽，治療和對自律神經有幫助的事情，努力地要把你的身體帶往康復的終點，可刺激或傷害自律神經的事情一直努力拖住你的身體，想要前往終點的話，你該怎麼做呢？自然是「減少刺激或傷害自律神經的事情」，並且大大增加「對自律神經有幫助的事情」。

如果以陳建銘中醫師最著名的「消耗／恢復原則」來說就是，你做的事情是讓身體恢復，還是消耗？舉例，熬夜是消耗，午睡是恢復，當恢復大於消耗的時候，就會容易好得快。如果想詳細瞭解「消耗／恢復原則」，可以到「自律神－陳建銘中醫師」的臉書粉絲專頁。

所以，假設我們找的醫師是很擅長治療自律神經失調的，那麼治療時間會花多久，事實上是掌握在我們自己手中的。不過，再怎麼快，也不會是幾天或一兩個月這樣的短，但是我們確實可以不要把治療時間變成數年，甚至數十年。

2-8

真正康復的定義？

施養賢醫師這樣說

自律神經失調是一種影響生活品質的複雜疾病，康復狀況因人而異。有些人在治療後不再出現任何症狀，正常生活且穩定；而有些人則在康復後仍可能偶爾出現症狀。（是不是很像COVID-19？）

這種現象引起了不少疑問。是康復了就不再有症狀，還是康復後仍可能偶爾出現症狀呢？答案或許是兩者皆有可能，視個體情況而定。有些人在治療後不會再經歷症狀，有些人則可能有症狀反覆出現。

這就要看如何定義「康復」。我認為這可以從症狀和生活品質來考慮。如果病患在治療後能恢復正常生活，且無症狀出現，我們可以說他或她已康復。然而，若症狀再現且影響生活品質，可能需要進一步評估和處理，才能知道究竟是再度復發，還是太早結束治療，失調根本還沒有完全改善。

每個人的身體和經驗都是獨特的，對待健康問題也應該個體化。醫生和醫療專業人員應與病患討論，考慮可能的因素和選擇，確定最適合的處理方式。因此，面對自律神經失調的康復，可能要有開放和多元的視角，理解每位病患的康復經驗都可能有所不同，而且都有其合理性。這樣不僅有助於我們更好地理解這種病症，也有助於我們尊重每一位病患的獨特經驗。

芳喵的看法

我的想法是，理論上，真正健康的自律神經，擁有強大的調適能力，不會在「短時間」內再度崩壞，跟你當初第一次自律神經失調時一樣，是經過一段長時間的摧殘，它才壞掉的。有一些例外情況，比如突然遇到家人重病住院、親人過世、離婚、失業、失戀等等重大壓力事件的時候，的確有可能短時間內因為巨大的衝擊力道而摧毀自律神經的健康。

我自己以及我所追蹤的康復讀者，不少人都是康復後就不會再有症狀，不會受到天氣、情緒、壓力等等各種各樣刺激因素的影響，自律神經的狀態維持得相當良好，這些人幾乎都是在康復後也仍然維持良好的習慣並妥善地處理好壓力。所以，這種類型算是「最佳的康復」，也是我理想中的「真正康復的定義」。這些讀者跟我的對話通常會像這樣：「以前我在ＸＸ的時候都會○○，現在都不會了耶。」這就是說，他們的自律神經已經不會再那麼容易把受到的刺激變成症狀反應出來了。

偶爾再度出現症狀，在我看來，就是自律神經的狀態又有點不好了，代表你沒有照顧好自律神經，讓它又變得脆弱了，就如你第一次失調前沒有注意到這些小病小痛一樣，只是現在你有經驗了，才會注意到。那就乖乖做好你之前為了康復所做的事情，把自律神經再照顧好，調整回最佳狀態就可以了。

有的讀者把正常人會有的情緒生理反應當成症狀，以為我說的「不會再有任何症狀」等於不該有正常的生理反應。不是這樣的喔！跟人吵架氣到發抖、心跳很快，這不能算症狀呀！這是憤怒的生理反應；要上台演講，太緊張，緊張到拉肚子、胸悶，這是焦慮的生理反應，也是正常的，不能算作失調症狀。不過這些正常反應都會在事情結束後，很短的時間內就消失了。如果遲遲沒有消失，甚至延續了一兩天，那才要考慮是你的自律神經狀態可能有點不好，才會在刺激過後調適不回來，這些殘留下來的不舒服就可以稱為症狀了。

另外，也有個性比較容易緊張焦慮的讀者，真正是「一朝被蛇咬，十年怕草繩」，出現一點正常的情緒生理反應，都會嚇得以為自己復發了，這時，我就會安慰他們，這些都是正常人會有的反應呀，不是復發，如果你照顧得好，沒有這麼容易復發的，快想想在你失調之前，不是也會有這些反應嗎？

總結一下，我們可以大致區分出幾個情況，「理想的康復定義」是你在結束治療後不會再因為遭遇到刺激因素而有任何「持續性」的症狀。如果你能保持做好日常維護和壓力管理，你「有可能」可以像我和那些康復讀者一樣，美美地延續毫無症狀的健康狀態。

如果你在結束治療後很快就出現「持續性」的症狀，可能要跟醫師討論看看是否太早結束治療，自律神經狀態還不夠好，或是有其他原因造成復發？如果是「偶爾短暫」的症狀，那就要盡快照顧好身體，讓它回復到健康良好的狀態。

但正如施醫師所說，每個人的康復經驗都可能不同，或許你的情況無法直接對應到上面的幾種類型，那也沒關係，再找出適合你個人的處理方式就好。

2-9 很難痊癒的七種人

這些年跟讀者交流的期間，持續吃藥五年、十年、幾十年卻都沒有康復的大有人在，為什麼沒有康復呢？在我的觀察中發現，不討論特例的話，能康復的人必定有做對的地方，沒有康復的人必定有做錯的地方。下面就列出我觀察到的幾種特別不容易痊癒的情形。

第一種人 沒有找到眞的懂得治療自律神經失調的醫師

觀察自律神經失調長期治療卻沒康復的讀者們，在醫師方面可能有以下幾個現象：

醫師對自律神經失調的態度

臺灣醫療體制中的疾病認定是跟隨國際疾病分類編碼，但自律神經失調沒有疾病編號，有的醫生認為既然沒有疾病編號，那就不是疾病，當然就不會覺得有治療的必要。

那疾病是怎麼被認定而列在疾病分類編碼的呢？舉兩個例子，在古早的年代，肥胖不是病，就是吃多不動的結果而已，但到了一九九六年，美國醫學會決議將肥胖列入疾病；而同性戀早年是列為疾病，到了一九七四年，美國精神疾病學會將同性戀從《精神疾病診斷與統計手冊》中刪除。

所以，身心所出現的現象是不是「疾病」，是由一群醫師、專家「開會決議」出來的，而不是根據這個現象會不會讓一個人感覺到困擾、痛苦。那麼「自律神經失調」目前不被許多醫師承認是「疾病」，只是因為還沒有「開會決議」，並不是因為自律神經失調實際上不是疾病。

上面的資訊是從我二〇一六年在部落格寫的一篇〈自律神經失調到底是不是疾病？〉中節錄出來的，當時寫的時候，真的挺怒火沖天的，我數年不能工作、不能下床、無法進食、生活不能自理，只能在床上翻滾呻吟，生不如死地活著，跟我說這不是病？而身上一堆脂肪，還活蹦亂跳的，跟我說那是病，得治？你說說，讓我怎麼能平衡呢？

言歸正傳，當醫師跟讀者說，自律神經失調不是病時，讀者們就會來跟我說「我不信任這醫師，他說我沒病，可是我明明這麼不舒服，一堆症狀」，這種「不信任」對治療效果是有影響的，另一方面，醫師開藥的方向也就容易傾向只使用「緩解症狀」的鎮定劑、抗焦慮藥物，而沒有主要治療藥物「血清素類藥物」。

有部分的例外是，在治療初期，醫師如果覺得病人身體的自癒力還存在一些，會先以緩解症狀的藥物讓身體舒服一點，看看能不能啟動自癒力。但超過三個月都沒能啟動成功，就表示主要治療藥物該介入了。如果幾年下來都只吃緩解症狀的藥物，病情沒進展，醫師也不調整藥方以求突破現狀，那就有點問題了。

醫師不擅長治療自律神經失調

自律神經失調有多種類型，醫師通常是先判斷出類型，然後對症下藥，當吃了一段時間的藥都沒有看到該有的效果，醫師就可能會修正判斷，或是要考慮病人身體對這個藥方的反應不夠好，進而調整藥方，又或是病人可能做了會折損藥效的事情，需要要求病人做好一些事。如果治療了多年都沒好，醫師沒有調整藥方，也沒有跟病人討論生活上該調整的事情，那就會卡住了。出現這樣的情況時，可能是因為醫師不擅長處理自律神經失調，或不擅長某種類型的自律神經失調，也可能是醫師不太積極的關係。

醫師素質良莠不齊

大部分自律神經失調的人在遇到對的醫師之前，都會有數次遇到不對的醫師的經驗，所以通常會有這樣的感慨：「好的醫師帶你上天堂，不好的醫師帶你下地獄。」有時候讀者會跟我抱怨：「為什麼那個醫師要用不對的方式治療我，故意害人嗎？」但我想沒有哪個醫師會故意害人的。

我通常會這樣解釋：「我們以前在學校念書時，班上必定有認真的學生，有不認真的學生，有聰明的學生，也有稍笨的學生。醫師在念醫學院時也一樣，有資質好的學生，有資質沒那麼好的學生，有積極進取的學生，也有打混摸魚的學生。所以，培養出來的醫師，必定是良莠不齊的。執業之後，沒有考試的壓力，又不會自我要求的醫師，恐怕沒有繼續汲取最新的醫學研究，連新出了什麼藥都搞不清楚，甚至有的醫師仍存有『自律神經失調治不好，只能控制』的觀念，那麼治療不到位，或是消極不作為，也就不奇怪了。」

我的主治醫師就相當積極進取，自我要求也高，在他診間的側邊桌上經常會有一疊一疊的最新研究論文，我為了讀者向他提問的時候，除了以他的專業向我解釋之外，他也經常能馬上想到他剛好看過的某個網頁，正好就是他正在講的這件事，立刻搜尋出來給我參考，而當我向他詢問有沒有研究自律神經失調主題的醫療類論文時，他說沒有，都散落在各種相關疾病的論文中，若不是經常在查看這些論文，怎能給出這樣的答案呢，可以想見，他平常看診時間之外都在做什麼了。

因為上面這三種原因，我們在找醫師的時候，如果第一次就遇到合適的醫師，嗯~差不多是可以放鞭炮的那種好運了，一般來說，可能需要到第二次、第三次之後才會找到讓自己放心信任，懂得治療自律神經失調，又關心病人的醫師。

第二種人 擅自增減藥量、挑藥吃、停藥

從很多長期服用西藥卻沒有康復的讀者們身上，我經常發現，會有「自己當醫生」的現象，自己決定要多吃還是少吃藥，自己決定要停掉哪顆藥。

很多時候我會發現讀者竟然把「唯一一顆主要治療的藥」停掉了，只持續吃其他的輔助藥物，例如「抗焦慮藥物」、「安眠藥」，這些只是緩解症狀的藥物，沒有治療效果，當然不會好啊！

同時，因為擅自停藥，這顆藥重新再吃的時候，有可能效果不佳，或產生「耐藥性」，換句話說，這顆藥被病人自己給廢了，多做幾次這種事，病人之後能用的藥會變得寥寥可數。選擇中醫治療的讀者們，雖然沒有「挑藥吃」的問題，但有些人仍然有擅自停藥或減量的行為，這樣也是不行的唷！

擅自減少藥量會造成無法達到「有效劑量」的問題，「有效劑量」是根據我們的體重、病情、身體對藥物的反應程度來衡量的，如果需要吃到一顆才能達到效果，當我們自己減量了，就會很難有它該出現的效果。

如果是擅自增加藥量，有可能會超過「安全劑量」達到濫用的程度。通常會增加藥量的都是抗焦慮藥物及安眠藥，這些輔助型的藥物，如果「長期濫用」容易產生心理依賴或生理依賴，也就是所謂的「上癮」，並且因為這些是輔助藥物，你增加劑量，並不會增加「治療效果」，頂多只有「緩解效果」而已。

大家應該要有個觀念，這些藥之所以是「處方藥」，而不是你隨便在藥局可以自己買的藥，就表示它不是你可以隨便吃的東西，按照醫師給的指示，才能在「安全」、「有效」的範圍內治療。

值得玩味的是，當這些讀者自己亂搞一通之後，還來問我，為什麼治療沒有效？我只能無奈的笑回：「親愛的，治療都被你自己破壞光了呀！」

藥方之於治療，就像食譜之於美食。如果給你一個阿基師的食譜，你沒有按照阿基師指定的材料用量，自己亂調整了一通，糖多加了，醬油不加，結果做出來的菜完全不好吃，你敢到阿基師面前說他的菜不好吃嗎？我想你不敢。更何況治療疾病這種比做菜更該慎重的事情，為何會覺得可以自己調配呢？

第三種人 到處逛醫生

「逛醫生」這件事，不論是找西醫還是找中醫的讀者都經常發生。自律神經失調的治療，從來就不是像吃止痛藥那樣，一吃就馬上舒服。

有些人只給醫師一兩個月，就期待「完全康復」，兩個月一到，還沒完全好，就覺得這醫師不行，要換醫師，甚至出現兩週或一兩次回診就換一個醫師的。結果就是不停地逛醫生，恐怕逛完全世界的醫師都不會康復，因為你根本沒有給出足夠的時間來穩定治療。真正的治療過程是大約三個月內能見到「一點點」改善，只要有進展，治療就可以算是有效的，就應該繼續治療。其餘的詳細說明，請回看2-3。

第四種人 沒有處理當初引發自律神經失調的因素

身體是大自然中極精密的傑作，你不需要自己監督消化過程，你不需要自己監督營養運送，身體自己有運作的方式，除非生下來就是壞掉的，不然，一定是你在生活上對身體做了什麼事，身體才會壞掉，就算是有遺傳基因，比較容易發病，那也是需要後天環境引發。所以，你若是不把這個引發生病的因素找出來並且處理掉，它就會持續傷害你的身體，換句話說，這個傷害因素會持續跟你的治療效果拔河，你如果一直難以痊癒，那很顯然，這個拔河比賽是傷害因素贏了！

有的人會說，我必須得扛起來啊！我就必須得做這樣的工作啊！我當初也有很多那些「必須」的事情，到我病倒了，連床都下不了的時候，是還管不管得著？到那個時候，你除了放手，還能幹嘛？為何一定要搞到這麼難看的程度，代價這麼高昂的時候才要處理、才要改變呢？

引發自律神經失調的因素很多，有時不只是工作或經濟壓力這麼顯而易見的，有許多潛藏在心裡深層的因素，不是很容易找，需要你自己做很多「覺察」的功課，以及想辦法改變自己。很多你沒有想到的事情，其實都有影響，都是壓力，只是你以前不知道而已。我常說大部分人對於壓力的認知與理解，大概都還在幼幼班，需要多多關注壓力方面的資訊，比如，無聊也是種壓力，這大概沒有多少人知道吧！

剛開始寫部落格的頭幾年，還挺常遇到讀者跟我說「身體無緣無故壞掉了，很倒楣」。別的疾病我不敢說，但自律神經失調的話，事出必有因，身體不會無緣無故壞掉。即使是我這種先天性的自律神經失調，自出生後嬰兒時期起就有諸多症狀，我也不會說身體無緣無故壞掉了，之所以會搞到後來臥床不起，我自己還是要負上許多責任的，如果不是我惡操身體，如果不是我不知節制，如果不是我完美主義，如果不是我咖啡因當水喝，如果不是我硬扛壓力而不處理等等，病情也不會變得那麼嚴重，至少本來的我還能過上看似正常的生活，只是有些奇怪的症狀罷了，多注意一些，多準備一點，就沒什麼大問題。

多數人其實只是不想為自己的身體負起責任，因為負責任就代表要改變自己、要做很多事，光想想就覺得好麻煩，什麼都不想管。當我們懶惰蟲發作時，可以問問自己：「這場拔河賽，我希望誰贏呢？」

第五種人　自律神經的日常生活維護沒做好

當你自律神經失調時，有很多事是必須做的，也有很多事是不能做的，比如飲食忌口、不做激烈運動等等，這些事情不做好，那就不要抱怨治療為何效果這麼差。如同前面「當初引發生病的傷害因素」，「這些生活中的刺激因素」也會跟你的治療效果「拔河」。

換句話說，你的自律神經失調治療期會有多長，就看你願意幫治療的那一邊，還是刺激因素的那一邊。你若是多做有益的事情，例如腹式呼吸，那麼治療效果就可以勝出，你若是不忌口，或老是做會呼吸短且急的運動，那麼刺激因素就會勝出。

有的讀者喜歡跟我討價還價，問是不是其實可以做一點會喘的運動，我通常會說，你當然可以做，我無法強迫你不做，不過我要告訴你，已經有無數的讀者跟我說，做了會喘的運動，他們的確遭到自律神經的報復，這代表會喘的運動對自律神經真的是有刺激性的，不論你自己有沒有感覺到不適，傷害、刺激都是存在的，只是可能沒馬上讓你的自律神經狀態變差到讓你有所感覺罷了。

飲食忌口也一樣，不論你吃的當下會不會不適，已經有很多人告訴我，飲食有沒有忌口真的有差，可能馬上就不舒服，也可能接著的幾天就狀態很差，這就代表那些食物真的有影響。你跟我討價還價是找錯對象了，我並不能給你一面免死金牌，讓你的身體聽從我的指令。你討價還價的對象是你的身體，可是身體卻一點點都不會讓你討價還價唷！它才是老大！

第六種人　吃西藥跟吞毒藥一樣

這個問題在中醫治療的部分不會出現，通常都是選了西醫治療卻又懼怕西藥的人。醫師說了，如果你吃西藥的時候跟吞毒藥一樣恐懼焦慮，那麼，藥效會被你的恐懼緊繃給折損大半，你的心理作用可能還會導致一些異常的現象，也就是不存在於藥本身副作用範圍中的一些症狀。

這些莫名其妙的恐懼，多半都來自於一些迷思。例如會上癮、副作用很恐怖、戒藥很難等等。如果你根據醫師指示，沒有自己偷偷增加藥量，那麼在安全範圍內服用，是不會讓你上癮的。至於副作用，雖然藥袋上都有寫副作用列表，但，那是「可能會發生」，不是「一定會發生」，說不定你吃起來不會出現什麼副作用，卻被自己嚇出焦慮類型的諸多症狀，得不償失呢！至於戒藥，沒上癮的東西不必「戒」。

當然，如果你仍然無法用理性說服自己，你也可以選擇中醫治療。但是不要誤以為吃中藥就沒有副作用，我還是會接到讀者詢問，為什麼吃了中藥後更不舒服了，所以中藥也是得試藥的。

時常有人問我中醫好還是西醫好，我的回答通常是：「我看過中醫治好的人，也看過西醫治好的人，中醫或西醫都好，關鍵是你找到什麼樣的醫師，你自己又做了什麼改變。」

心理狀態沒有調整

心理狀態通常與我們的精神緊繃或放鬆以及情緒有關，而這些都會對自律神經造成直接的影響，讀者們大多可以意識到當自己心情不好，或是焦慮緊張的時候，很明顯會感覺到身體更不舒服了，但有些讀者沒有意識到自己焦慮緊張，因為，長期都是這樣過活的，不知道這些情況其實就是焦慮緊張，而長時間的精神緊繃和負面情緒正是摧殘自律神經的兇手。

過度積極的心態

我一向喜歡認真的讀者，認真吸收自律神經相關的知識，認真的思考該怎麼在生活中調整，認真的嘗試改變想法、做法，這樣的讀者會讓我覺得我花的心血很值得，就像一個老師很喜歡用功的學生一樣，並且很快就能看得到他進步的成果。

但有一種讀者，常常會讓我反向操作，叫他「不要太認真」、「不要太加油」，那就是「過度積極」的讀者。當對談過程中，發現他簡直像「作戰」一樣的在執行日常維護，並且還不停地追問，除此之外還能再多做什麼，絲毫沒有考慮到自律神經其實很需要「休息、放鬆」。就是因為這樣，才會給自己帶來太大壓力，以及永遠不喘息的戰鬥狀態，也才會自律神經失調呀。永遠處於過度積極的戰鬥狀態，副交感神經就永遠沒有可以插手的一天，那麼自律神經就永遠沒有可以平衡的機會。想要自律神經恢復健康，就得練習放鬆下來，有鬆有緊，才是最佳的平衡。

急躁的個性

自律神經失調的患者中，很常見「急躁的個性」，做什麼都跟急驚風似的。什麼都要一次做好，一步到位，講話也很快，什麼都不能等，不管做什麼都趕時間。自律神經失調了，也急於馬上要好起來，一刻也不能等。

你的心急，也會影響你為健康所做的決定，比如，經常有讀者急著一兩天內看完我所有部落格的文章，兩百多篇呢！這樣會過勞的。即使把我的文章都看完了，也沒有把「自律神經復原需要時間」這件事看進心裡，仍然急著要很快很快好，最好是馬上好！另外一點就是會病急亂投醫，之前說的「逛醫生」，或是什麼偏方都試，什麼扯得上邊的產品都買，損失大量金錢，還可能製造反效果。

這種急躁習性，會不斷不斷逼迫交感神經處在高點，一直降不下來，加上因為心急所做的錯誤決定，往往會拖很久也沒有進入到改善良好的進度裡。

過度焦慮

有的讀者本身是病人，自己意識到一直胡思亂想，然後情緒就變很差，身體就更不舒服了，有的讀者是病人家屬，觀察到病人的情緒很不好，心態很負面，結果吃藥跟沒吃一樣，病情絲毫沒有起色，甚至有些人還有惡化現象，就跟我說，他覺得糟糕的心理狀態比藥物治療效果的影響更大。這的確沒有錯，我常跟讀者說，藥效再強也強不過這些刺激因素，當刺激因素過於強烈時，即使是在吃藥治療中，都免不了會讓病情反覆起伏，甚至是惡化。

通常病人最容易焦慮的就是擔憂自己好不了，擔憂吃藥會有副作用，除此之外還有各種想得到的，想不到的焦慮，比較誇張的就是不斷不斷地量血壓、心跳、血糖、體溫，每天都量已經很焦慮了，還有的人是照三餐量，可想而知，得要有多焦慮才會做這樣的事呀！

強制自己永遠正向、樂觀，其實不太健康，也不正常，但我通常也不會縱容自己一直沉溺在負面的情緒裡，如前面所說，情緒對自律神經的影響很直接也很迅速，讓自律神經長時間處在緊繃、受刺激的狀態，對於病情是很不好的，自己也會很不舒服，何必拖累病情又讓自己受苦呢？

雖然自律神經失調會有一些莫名的、沒來由的低落、憂鬱、恐慌、焦慮等等情緒，但大部分情緒還是來自於我們的心理狀態，也可以說是心態、想法。情緒會來也會走，可是若讓心態、想法一直糾結在某一個點上，情緒就被卡住了，走不了。

所以我通常會允許自己低潮一下，發洩一下，大哭也行，然後就轉念或轉移焦點，讓情緒過去，重新振作。在本章已經提過幾種心理狀態，至於病中其他幾個常見很難轉念的情況，我留在第四部再分享處理方式。

非要一個確定的答案不可

有些讀者，大概是被咱們臺灣早年升學制度的遺毒所害，不管什麼事情都想要一個確定的、標準的答案，非要這樣才能安心、放心，非要所有事情都在控制之中，完全容不下一丁點的「不確定性」，我常常說他們實在「容錯率太低」。

自律神經失調的治療並沒有標準答案，沒有誰能掐指一算就算出某顆藥能保證讓你好起來，總是要讓身體試試看，能不能適應這顆藥，或這個中藥方，以及能不能產生良好的改善反應，身體對藥效的反應有點像吃辣這件事，有的人對辣的敏感程度比較低，可以吃大辣，有的人對辣的敏感程度比較高，一點辣就覺得要燒起來了，在治療上就是有的人雖然沒有什麼副作用發生，但是身體對藥物反應很遲鈍，沒有出現該有的改善效果，所以一切都要試過才知道。

但「容錯率低」的人，想要「確定答案」的人，往往很不願意嘗試，都要先確定有用才願意做，這樣會在治療上造成障礙，在生活上也會因為這樣的心態而造成很焦慮、很緊繃的精神狀態，長此以往，會自律神經失調也是可預期的了。

看完以上的七種情形，你做對了哪些？又做錯了哪些呢？有些讀者會很開心地來跟我說「芳喵，我終於畢業了」。用上「畢業」這兩個字，很貼切，自律神經失調是個老師，來教我們做出生活上、心態上的改變，來提醒我們必須多學一些知識，多做一點調整，整個過程，彷彿是交出一張成績單，遲遲不能及格的話，就要回頭看看是哪裡出了問題，希望大家都能把事情做對，看到畢業的終點線。

現代人生活忙碌，經常等到健康亮紅燈時才驚覺大事不妙，不知不覺間已讓自己變成了病人。不論我們是還沒生病、已經生病或已經康復，都應該及早養成對自律神經、對身體健康有益的習慣。大部分人會說：「可是我沒時間呀！」那是因為我們從來沒有幫這些有益健康的活動，安排一個行事曆上的位置。要知道，「健康是第一優先要務」，沒有任何事情可以牴觸這個最高原則。

PART 3

自律神經的日常維護

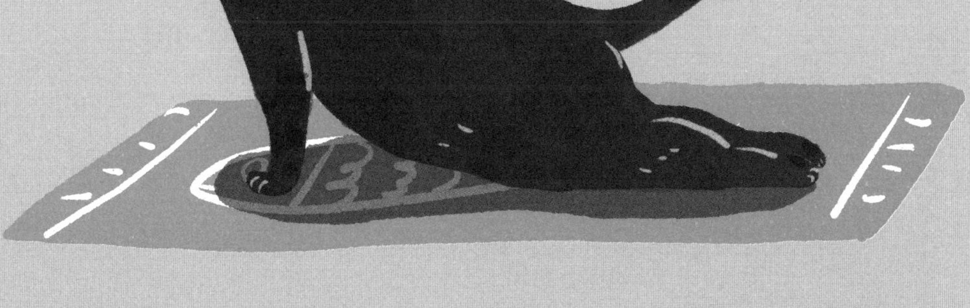

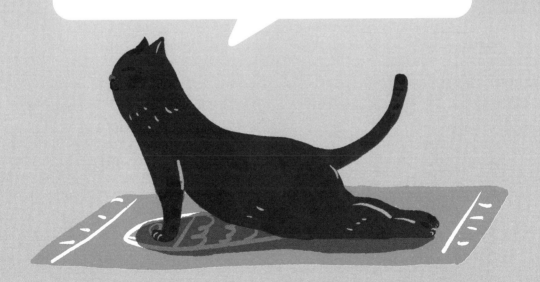

3-1 別等身體抗議才正視問題——觀念篇

在我們開始說明各種日常維護事項之前，有一些觀念性的事情要先來說一說，都是我平常在回覆讀者私訊時所遇到的問題，所以這一章，算是那些學長學姊們給予大家的借鏡。

遲早有一天，身體會幫你做決定

私訊中總是會有讀者述說著因為壓力大、長期睡眠不足等因素而自律神經失調，問我，真的可以治癒嗎？很想趕快好起來。明確的知道自己為什麼自律神經失調，這點很好，知道可以從哪裡下手處理，事情會好辦得多。但是，往往讀者們並沒有「意願」改變這種虐待身心的情況，總是有很多的「不得不」。

在前面的章節，我的故事中，在病得下不了床，生活無法自理的時候，我有時會忍不住想，當初身體變差的時候，我就該正視健康的問題，但當時總是以為不過就是累了點，不會怎麼樣，總是覺得必須做那樣的工作，不然錢不夠用。總是以為家裡的事情，沒我不行。當年的我，也有很多的「不得不」。

遲遲不願意為健康做決定，不，應該說，我「決定」了「不改變」，結果，到最後，身體就幫我做了「別的決定」。不願意換個「比較不摧殘身體」的工作，身體就強迫我「什麼工作都不用做了」！以為家裡的事「沒我不行」，身體就讓我「想管也管不了」。

從年輕時的運動生活，到後來的臥病在床，我怎麼也想不到會有淪落到這種境地的一天，大家都以為自己不會這麼衰，我也以為我不會。但是看看我，看看已過世的星座專家薇薇安，過度勞累、壓力大，下場都不太好的。你以為不做不行？等到「什麼也做不了」的時候，就會發現，「沒健康，那些『不得不』都不是你能管的了的」！

我曾經也以為，我不用做出改變，病了，只要吃藥就會好。但是，在這場災難大病中，我想通一個道理。假設你鞋子裡有碎石，因此腳受傷了，你擦了優碘，然後，又穿回那雙鞋裡，又再次被碎石割傷，你又擦了優碘，然後，又穿回那雙鞋，又第三次被割傷，你又繼續擦優碘，卻始終不願意移走碎石，就這麼重複下去，你覺得你的腳會因為擦了優碘變成「刀槍不入」，還是會「爛掉」？

身體健康是一樣的事情，已經開始病了，也知道是因為工作壓力大、長期睡眠不足等因素，那麼為什麼不移走這些「碎石」呢？以為吃點藥，就能得到「刀槍不入」的身體嗎？問我能康復嗎？如果你不願意移走「碎石」，我真的很難樂觀地給你「你想要的答案」！

有些讀者會跟我持續分享，說他們做了哪些改變，配合治療，現在恢復的進度良好，很開心。大家都在某種程度上做出了「改變」，因為工作而病倒的，會暫停工作，或先換個工作，讓自己能喘口氣，有的人學會放慢生活步調，有的人學會讓別人負責他們自己的人生，而不再背負別人的人生，有的人練習不要求完美，各式各樣的都有。

「**你不做出有利健康的決定，遲早有一天，身體就會幫你做決定。**」比如說，身體強迫你停止工作，或是自己想辦法安排一段調養期、換個工作，結果一樣是喘口氣，但是中間相差了一段很痛苦的生病時期（還要花很多醫藥費，錢都白賺了），你會怎麼選呢？哪種選擇比較划算，應該很清楚吧！

想要恢復健康，有些事，沒有任何人能爲你代勞

某次我扁桃腺發炎，高燒不退而住院，嗯，這又是另一個故事了，因為扁桃腺發炎而住院已經不是第一次，這大概又是自律神經不正常的關係，平常人的小病，到了我身上就變成非得住院才能解決的問題。言歸正傳。隔壁床的病人得了腸胃炎，醫師明明交代她不能吃喝，要讓腸胃淨空，她不聽醫囑，偷喝了飲料，結果吐了，還騙醫師說沒吐有好轉，一直逼問什麼時候可以出院。醫師說還要等等看喝水之後會不會吐，不會吐才可以吃東西，再觀察吃東西後會不會吐，都良好才能出院。她十分不耐地說，明天不能出院嗎？一心就想明天出院。

後來她堅持要出院，說她是老師，沒有假可以請（誰沒遇過自己的老師生病請人代課的？）。護理師

都已經好說歹說，這樣中斷治療，不但不會好，下次進醫院，之前做的所有治療都報廢，而且原來的藥也不能用了，會有抗藥性，她仍然堅持要出院，結果出院手續都辦完了，她卻吐不停，又盧護理師去找醫師開藥給她止吐，護理師很為難地說：「你已經辦完出院，病歷都轉出去了，你要治療，就只有去樓下急診重新掛號。」

在等待出院的時候，她狂吐不止，很生氣的跟家人說，這醫師很爛，吃了藥還一直吐。我在一旁聽了，頭上恐怕不止三條黑線，虧她還是老師，醫師和護理師都講得那麼清楚了，是她自己不乖，還好意思怪醫師？我真的很想問問，書都念到哪裡去了？

在這個故事裡，「不要吃喝」就是「別人沒有辦法為我們代勞的事」。而在自律神經失調來說，「日常維護和心理狀態調整」，就是「別人沒有辦法為我們代勞的事」。經常有讀者實在很不想做日常維護和心理狀態調整，總是問我，不能只吃藥就好嗎？很遺憾，「想要恢復健康，有些事，沒有任何人能為你代勞」，把責任全部都推給醫師，並不能讓我們好起來。

想要恢復健康，有些事，藥物不能爲你代勞

有些讀者認為「吃了藥就應該覺得輕鬆」、「吃了藥就應該要心情好」，為什麼吃藥之後這些都沒有發生呢？為什麼還要自己刻意去調整心理狀態？

自律神經失調的主要治療藥物，例如「SSRI」，作用是「選擇性血清素回收抑制劑」，讓你的血清素能夠盡量增加濃度，慢慢恢復自律神經的調節功能。以上說明中，沒有哪一項功能叫做「讓你覺得輕鬆、讓你心情好」。

自律神經失調時所出現的負面情緒，是由於大腦沒有辦法很好的運作，所以多出了很多不正常的情緒，而藥物治療的目的，只是「讓大腦運作正常，讓你能有正常的喜怒哀樂」，並不是讓你心情好，完全沒有負面情緒，那不是「快樂藥」。如果它真是快樂藥，那我的私訊也不會每天都被讀者們塞爆焦慮恐懼的心情了。

有一年冬天，有些讀者看到了寒流預報，就跟我說，要預先吃抗焦慮藥物來抵抗寒流，他們也根據他們對自律神經的瞭解，以及對藥物的認識來解釋這個事先服藥的理論。我聽了之後，決定詢問施養賢醫師的見解，看看這些理論是否正確？是否可行？

以下是我與施醫師聯繫的內容：

有兩位讀者因為這兩天低溫，決定預防性服用利福全，他們的理由如下——

甲說：利福全是抗癲癇的藥，作用是減少腦部不正常放電，天氣快速變化，腦部就會亂放電，所以事先吃藥，就能減少亂放電。

乙說：利福全可降低交感神經作用，低溫會使交感神經受影響，所以預先吃利福全抵銷低溫的影響。

問：沒有癲癇的人，也會因為天氣冷而腦部亂放電嗎？

答：當然不會，沒有癲癇的人，正常狀態下不會亂放電。（除非吸毒，有些毒品或藥物過量可能會導致癲癇）

問：利福全可以預防低溫對自律神經的影響？

答：不能。利福全就是一個鎮定劑而已。

問：低溫問題，只能用藥物來處理嗎？或是有其他更好的辦法？

答：物理性保暖（圍巾、多穿衣服、暖氣、泡澡）就好，不用藥物唷。

根據施醫師的回答，我們可以理解為鎮定劑（抗焦慮藥物、癲癇藥物等任何緩解症狀性質的藥物）並不能幫自律神經抵擋低溫，還是做好保暖以及禦寒措施比較妥當。

以上只是列舉兩種讀者們想要用藥物來取代自己該負責做的事情，其實還有各種五花八門的想法，任何感覺自己要額外付出努力去做的事情，都會有人想要「用一顆小藥丸去解決」。

但是，很遺憾，沒有這種萬用小藥丸，所以，想要恢復健康？那還是得要自己老老實實地把該做的事情做好。

身體沒有要跟你討價還價

幾年前，我得過一次三叉神經痛，很像牙痛，痛起來要人命，還好經過治療，一週就康復了。後來隔兩年，三叉神經痛又來拜訪，我又去看了上次那位醫師，沒想到，這次同樣的藥方，搞了一個多月都還沒好，病情也沒有什麼起色。

回診時，我就詳細跟醫師討論了病情，討論完，醫師明確地下了指令：

①工作不能超過八小時

②睡眠要充足

③飲食忌口：不能吃辣、胡椒、酒、任何進嘴裡的東西都必須是「常溫」、只能吃軟的

④要放鬆紓壓

⑤不要摸臉、吹冷風、不要側睡會痛的那一邊

我乖乖照做了，病情三天就好轉。原來兩年前那次好得快，是因為當時我還在自律神經失調期間，嚴格遵守自律神經失調的日常生活維護，沒做半點違規的事情，剛好多數也是三叉神經痛所需要注意的事項。而這次，因為我自律神經失調已經痊癒了，並沒有嚴格遵守那些規則，很顯然破壞了三叉神經痛的治療效果。

後來我跟施養賢醫師也聊到這件事。

我：這次三叉神經痛，真的讓我徹底領悟「病人自己該做的事沒做好，治療也不會有什麼效果」。

醫師（突然轉向我正襟危坐）：哦，為什麼這麼說呢？（其實他長期都有教育我這件事，只是想知道我領悟的過程，故意這麼問吧！）

我：病情沒起色的那一個多月，我也就不過是一天當中的晚餐那頓飯吃到了不該吃的，一點點辣，或是不辣但有點重口味的食物。工作的話，因為事情多，想到就做，讀者問問題也是看到就回，有時候還必須苦口婆心地勸，幾乎除了睡覺時間都在做，因為做得開心，也不覺得有壓力，就沒特別注意，以為沒關係。但是嚴格遵守該做的事情後，很快就好轉了。讓自己多痛了一個多月，都是自找的。

施醫師（微笑點頭）：我就是擔心你太過勞。

我：吃到苦頭了，我會好好克制的（笑）

在上面的小故事中，我太大意了，前天吃了泡麵之後才想到，啊，泡麵裡有胡椒；昨天吃便利商店的飯糰才發現，啊，會辣。今天花了幾小時寫了篇文章，然後又回答了讀者幾十個問題，不知不覺就到睡覺時間，才驚覺糟了，今天似乎太累。

日復一日，我每天都會做點「不該做」的事，每天都覺得，應該只有一點點，沒關係吧，每天都覺得病情沒起色，但是並沒有一吃完就更痛或感覺累就更痛，錯覺以為「沒影響」。然而，事實上還是有影響的，把藥效抵銷光了，所以一直沒有明顯好轉。

有的讀者會跟我說，「做不合適的運動，沒有感覺特別不適啊！應該沒關係吧」、「吃一點點不該吃的，應該沒關係吧！哪有這麼嚴重」。

要知道，所有刺激自律神經的東西，都不一定會馬上就有反應，例如壓力，大多數人都是長期累積直到自律神經受不了才生病的。我的三叉神經痛也是一樣的事情，我做了不該做的事情也沒有特別痛啊，但就是好不起來，你說沒影響嗎？那為什麼我當乖寶寶之後，才幾天就明顯好轉了呢？

有的讀者會跟我討價還價，彷彿從我口中說出「沒影響」，就能得到免死金牌，可以安心去做那些刺激自律神經的事情，卻不會刺激自律神經。

親愛的小朋友，你永遠不會從我口中得到你想要的答案。況且，你討價還價的對象搞錯了，你的對象不應該是我，應該是你自己的身體，但是你以為可以跟身體討價還價嗎？你的身體要是不愉悅，怒氣是對誰發呢？顯然不是我，要受折磨的是你。身體才是老大，而且它不接受討價還價的。

當初治療自律神經失調時，醫師叫我完全避免某些食物、某些事，我就乖乖照辦，從來不曾討價還價，因為我一點點都不願意這些東西來刺激我的自律神經，減損治療效果。惹毛了身體，那感覺像是撲天蓋地而來的懲罰，我受不起。

以飲食忌口來說，嘴巴長在我自己身上，我不吃也沒人能拿槍逼我吃。這些東西不能吃，我一樣三餐飲食均衡，並沒有餓到。每個人都有不喜歡吃的東西，例如香菜、紅蘿蔔。還記得網路上流傳一個很好笑的圖片，有個人自製了圖章，在菜單上蓋了「不要香菜」，大家還笑稱「專業」。有些小孩厭惡紅蘿蔔到可以一根一根挑出來的地步。那些你不喜歡吃的東西，你總是有辦法不買、挑出來、要求不要加。飲食忌口是一樣的事情，只是暫時把那些不能吃的東西當作你討厭的東西來處理而已。

做選擇時，我的態度是……

在與讀者私訊的時候，我會針對個別情況給予不同的建議，但是在寫文章或是在社群媒體對讀者們給建議時，我則是會選擇對多數人都適用的建議，也就是最沒有刺激自律神經風險的，同時效果也足夠的事情，我自己本身在治療的過程中，也都是秉持著這樣的態度來選擇我所要做的日常維護事項，這也是我能比多數人痊癒得快的原因之一。

為何要選擇「最沒有刺激自律神經風險」的選項？在前面，我提到過三叉神經痛的故事，本來可以一週就痊癒的事情，被我搞成一個多月，而且這還是我即時反省了自己，才把時間停在一個多月，若是我沒有發現自己做錯事，那還不知道會被我延長到什麼時候才康復。

而我做錯的那些事，當下並沒有覺得更痛，但確確實實地延長了我的治療時間，自律神經失調的情況也是同理可證的。我通常會陪著那些治療進度停滯的讀者們抽絲剝繭找出他們在生活中做的事情可能哪裡有問題，停掉那些可能有刺激自律神經風險的事情後，治療進度就能再緩緩推進。

所以，你若是想盡可能縮短治療時間，少受點苦，那麼就也要跟我一樣，採取最沒有風險、最有幫助的選擇，避免刺激自律神經，並且提供最大的幫助讓自律神經穩定。

請給你的「健康事項」一個位置

現代人忙碌，經常都是等到健康亮紅燈才驚覺大事不妙，許多人都是這樣不知不覺地讓自己變成了病人。所以，不論我們是還沒生病、已經生病、已經康復，都應該要養成對自律神經健康、對身體健康有益的習慣，例如運動、紓壓。大部分人都會說「可是我沒時間呀」，所以，我們就得來說說怎麼樣讓自己變得「有時間」。

我看電腦玩物的部落格很多年了，最近幾年，他有個時間管理的概念很好「不要只把工作、會議排進你的行事曆，你的生活也要排進行事曆」。這個概念的意思是行事曆就是你一整天的時間規劃，你的人生裡不應該只有工作或一些別人的事情，你私人的生活，比如陪老婆小孩也應該排進去，比如運動也應該排進去，比如進修閱讀也應該排進去。

舉例來說，我們總是嚷嚷著沒時間運動，那是因為我們從來沒有幫運動安排一個行事曆上的位置，總是想等有時間再去運動，事實是，我們做完了行事曆上的事情後，再忙亂地做眼前看到、突然想到的生活雜務，永遠都沒有剩下的時間。

所以，把你的健康維護事項，例如運動、紓壓活動，當成一件重要的事情，跟工作一樣，排進你的行事曆，給它一個位置，給它一段預定的時間，你就會有時間去做了。

我覺得行事曆可以顯示出生活中各種事項在你心裡的優先順序，你會最先把什麼事情排進行事曆？工作、會議、親朋好友聚會，然後是？排著排著，最不被你看重的事情就會面臨無時間可用，通常是跟維護健康有關的事情，接著，失去健康就是遲早的事情了。

在重病的那些年，我發現「沒有健康，我竟然什麼事都做不成」，連好好吃飯、好好睡覺都辦不到。當我終於接受到正確有效的治療時，我做了一個決定，「健康是第一優先要務」，沒有任何事情可以牴觸這個最高原則。

可以說早在看到電腦玩物的概念文章之前，我就已經特地為我的健康排出時間，並且給了一個最優先的特權。所以，我的行事曆怎麼排的呢？按照優先順序，一一排進：

①運動

②紓壓活動

③回讀者私訊

④聚會、上課、喘息區間

⑤研究資料、寫文章、其他工作
⑥陪老公
⑦閱讀進修
⑧家務

當我們按照優先順序安排時間規劃的時候，可能會發現排到某一個事項，後面的就排不進去了，這時候，請堅持你的優先順序，順位比較低的，排不進去就捨棄。人生就是一連串的選擇，有時候魚與熊掌不可兼得，你得決定什麼才是最重要的。

沒有人是超人，沒有人可以貪心地把所有事情都做完做好，你得選擇出最重要的，專注在上面，才不會把自己搞得焦頭爛額，顧此失彼，結果什麼事情都做不好。

那麼可不可以將優先順序調換一兩天呢？就一週有一兩天不做健康事項？事實是，當你這樣做之後，很快的，它又會變成經常被你捨棄的對象。因為你給自己一個「健康事項不重要」的訊息，一天兩天不做就懶了。除非你一開始的設定就是一週五天，在你心裡這五天是不可退讓的，那麼也是可行的，確保你自己不會漸漸荒廢就好。

在上面的優先順序中，有一個「喘息區間」，特別說明一下，這是為了讓自己不會過勞，有喘息的空間，避免交感神經長時間緊繃，經常緊繃的話，自律神經難免會失去平衡。你也應該為自己安排一個這樣的喘息區間，不要把自己逼死。事情和事情之間，你也應該安排至少五到十分鐘的空檔，讓自己喘息一下，給自律神經一點平復的時間。

具體怎麼做呢？舉例如下：

當我星期一做某件事花了一整天或是參加一個活動花了一整天，第二天，不管我是否覺得疲累，為了健康，我就會減少事情，或直接安排休息，簡稱「耍廢」。當有人要約我星期二出門的時候，我就會說有事、沒空、請改期。那個「有事」就是「健康這個大事」。

我們必須要毫無愧疚地把「健康事項」當成一個不可妥協的大事。換句話說，就是你把自己放在哪裡？你是把別人放在你自己之前？還是把自己放在別人之前？你若是老把別人放在自己之前，你當然會非常忙碌，不得休息，虐待了你的心，也虐待了你的身體。直到有一天，你的身體罷工，你再怎麼想把別人放在自己之前，也是心有餘而力不足，什麼事也管不了。

那為何不好好照顧自己，把自己放在別人之前，先維持了自己的健康，剩下的餘力、剩下的時間，就能在很好的狀態下去管別人的事。同時，只有在你尊重了自己的時間後，別人才會懂得尊重你的時間，不會任意地占用你的時間。

健康事項還是可以有點彈性的，假設你排了一個必須出席的會議或活動，占用了比較長的時間，那麼運動和紓壓活動怎麼辦呢？

- **你可以移動它：**本來固定安排在早上，那就換到傍晚，或任何零碎的空檔，不需要死守本來預定的時間，讓它的位置可以在行事曆上自由移動。

- **你可以修改它：**本來安排一小時，就改成三十分鐘，本來要去走路，就改成做瑜伽，本來出門曬太陽，就改成在窗前曬太陽。有許多變通的方式都能達到同樣的目的，發揮一點創意，動一下腦袋，你會有無數的備案。

所以，關於「健康事項」，你可以移動它、你可以修改它，就是不能刪除它。如果你不願意開始為自己的健康做點事情，也許有一天，你想做都做不了，那麼為何不趁你還能做的時候，盡快開始呢？

3-2

深度呼吸，活化副交感神經——運動篇

我們都知道運動對於健康來說，是必需品，但是，一般人所認知的運動養生，與我們在自律神經失調期間所能做的，卻是差異很大。甚至市面上部分與自律神經有關的書籍，在介紹運動時，也仍然是以一般人為對象，幫助維持自律神經健康或調整輕微失調，而非針對「自律神經失調病人」在生病期間所能做的，因此，如果照著書上的建議做，仍然是不免會踩到地雷。

那不做運動可以嗎？還是要做的，因為血液循環好，才能將營養送至身體各處的器官與自律神經，自律神經才會獲得運作所需的營養。另外，將筋骨肌肉活動開，才不會因為肌肉、筋骨緊繃而干擾到自律神經的運作，所以，我們還是要做運動，只是要注意一些細節，才能得其利而不獲其害。

這一章節，我會就我自己以及讀者們的運動經驗，還有與自律神經有關的理論，來說明一下，對於自律神經失調「病人」而言，在運動的各種相關方面可以做的最佳選擇，以及需要避免的事情。

運動種類該怎麼選？

只要是自律神經失調的病人，大概或多或少都會聽過要做腹式呼吸，腹式呼吸的好處以及正確做法，在後面的章節我會再詳述，這裡先說明它與運動的關係。

呼吸方式可以直接影響自律神經，大概也是我們唯一可以靠自己就強力干涉自律神經的方法。深度、緩慢的呼吸可以提升副交感神經，快速、短淺的呼吸可以提升交感神經。由於目前大部分的自律神經失調類型都與交感神經過度活躍有關，因此，提升副交感神經來制衡交感神經的活躍度就成為了相當有用的方式。也就是說，如果讓交感神經的活躍度上升，就相當於刺激了自律神經，如果讓副交感神經的活躍度上升，就相當於安撫了自律神經，變得穩定。

而腹式呼吸就是一種深度、緩慢的呼吸方式，所以已經廣泛地出現在醫師們的衛教內容中，如果醫師有對病人做衛教，那麼病人一定對腹式呼吸不陌生。我在經歷生活中許多重大事件時，自律神經都沒有受影響，施醫師認為，我長期大量的做腹式呼吸是其中一個很重要的支撐因素，有如存錢一樣，腹式呼吸做得越多，資本越雄厚，自律神經就越經得起折騰。

由這個論點，我們可以理解為，**能保持深度呼吸的運動，對自律神經就是有好處的，相反地，會讓我們無法保持深度呼吸的運動，就會刺激自律神經。**

運動的種類，以一般人的認知來說，有氧運動可以用來鍛鍊心肺功能，重量訓練可以用來鍛鍊肌肉力量、增加肌肉量，伸展運動可以用來增加筋骨的柔軟度以及關節的活動度，要維持健康、有活力、年輕的肉體，這三種運動需要均衡攝取。

但在自律神經失調期間，上述前兩者運動的目的都不是我們在這個階段要追求的，那些都可以在恢復健康後再追求也不遲，有的讀者很捨不得那種流汗淋漓暢快的感覺，這時候我就會給他們一句「等你恢復健康，你想把自己操到吐都沒關係，但是現在，還是忍忍吧！小不忍則亂大謀」。

自律神經失調的時候，**我們只關注一個目的：怎麼樣對病中的自律神經最好？**

有氧運動、重量訓練都是會讓呼吸變淺、變快的運動，許多讀者們都在做這兩種運動的當下或之後出現不舒服的反應，甚至可能出現自律神經失調急性發作，因為自律神經被刺激了，一時反應太大。有的人當下沒有不舒服，但會在晚上變得入睡困難，或是隔天才出現不舒服的反應，有的人則是不會有不舒服的反應，但仍可能會出現治療進度停滯的現象。因此這兩種運動都不太適合在自律神經失調期間做。

再複習一下我在前一章說過的選擇態度：**不選擇可能會有刺激自律神經風險的事**。

有氧運動涵蓋範圍廣泛，這裡就讀者們出現過問題的種類列舉一下：跑步、快走、健走、登山、跳繩、騎自行車、游泳、跳舞、拳擊、泰拳、羽毛球、籃球、YouTube上的肌力鍛鍊教學、健身操、瘦身運動。

我想大家看完列表會覺得根本沒有運動可做了吧！不是的，我們還是有些運動可做的。

《自律神經健康人50招》的作者是日本知名的自律神經專家、順天堂大學醫學部教授小林弘幸，他在書中推薦兩種運動：走路、瑜伽。這剛好也是我平常推薦給讀者們的兩種運動。《自律神經失調迅速緩解

200％基本技巧》中，推薦的則是散步和伸展操。而《1日5分鐘，搞定自律神經失調》中，推薦的也是走路和伸展操。《用中醫調好自律神經》，推薦較無風險的運動是氣功、香功、瑜伽、太極拳、八段錦，都是注重呼吸調節的運動。

走路

走路是任何人都可以做的運動，在戶外走的話，我習慣邊聽音樂、邊看風景，可以散散心，轉換心情，下雨或天氣太冷，或是跟我當年一樣無法出門的話，在家裡走也是可以的，我都會抓家裡最長距離的路徑來回走。走路的速度要注意，別走成「快走」、或「健走」，隨時觀察自己的呼吸心跳，發現變快了，就放慢走路速度。

瑜伽

如果要論對自律神經的好處，瑜伽是首選，因為它可以活動全身筋骨，做完之後，會感覺身體都舒展開來，相當舒服，血液循環暢通、肌肉也都鬆開不壓迫自律神經，同時各種不同的瑜伽體位對於身體各部位也都有不同的好處。

有些讀者很排斥瑜伽，他們覺得瑜伽都是一些「折來折去」的動作，沒有辦法做。題外話，每次出現這樣的對話，我就不禁莞爾一笑，腦袋裡開始出現他們「折來折去」、「東倒西歪」的畫面。其實，瑜伽並不是都是這麼高難度的動作，下面我就推薦我之前病中在做的幾個動作：

1. 風吹樹式
2. 高弓箭步式
3. 側前屈伸展加強式
4. 貓式
5. 貓伸展式
6. 牛面式
7. 魚式
8. 半魚王式
9. 躺姿扭轉式
10. 拉背式
11. 頭碰膝式
12. 坐角式
13. 束角式
14. 上犬式

15. 下犬式
16. 橋式
17. 野兔式
18. 三角前彎式
19. 抱膝屈腿式
20. 孩童式

如果是去外面瑜伽班學習的話，要注意別選到瘦身班或健身瑜伽班之類參雜了肌力鍛鍊的種類，熱瑜伽當然更是不行的，找瑜伽初階班或是紓壓瑜伽就好。

其他建議的運動種類

除了走路和瑜伽之外，還有一些可做的運動，比如前面提到的氣功、太極拳、八段錦，這一類「可以深度、緩慢呼吸」的運動都是很好的。至於甩手功，跟走路一樣，速度是關鍵，要注意你甩的速度，別甩到呼吸變快、變淺，慢慢來就好。

運動地點該怎麼選？

運動地點的選擇，我們要考慮的因素有以下幾種：

季節：冬天太冷、夏天太熱，都不適宜從事戶外運動，對生病中的自律神經來說，刺激太大，你很可能還沒得到運動的好處，就先深受天氣所害了。所以，夏、冬兩季，氣溫比較極端的時候，室內為宜。

空氣品質：自律神經失調的時候，對空氣品質會比較敏感，尤其是二氧化碳濃度偏高的時候，很容易誘發自律神經失調急性發作或恐慌症發作，所以大馬路邊走路、空調不好的室內環境，都不是好的選擇。

精神放鬆度：比較一下，出門在外和在家裡，你的精神放鬆度會不會差異很大，如果會，那就選擇比較能讓你放鬆的。應該會有人覺得「不都是在家最放鬆嗎」，不一定唷，有的讀者家裡跟戰場一樣，讓他們覺得壓力很大，出門反而比較能放鬆。

運動時段該怎麼選？

上午時段

起床時，有部分的自律神經失調患者會面臨「從睡眠中的副交感神經優勢狀態切換到清醒的交感神經優勢狀態不順利」，而容易出現一段很不舒服的時間，有的人大約一兩小時就回穩，有的人卻會延續到中午。

所以，有這種情況的話，上午不適合當作一段正式的運動時間，但可以做一點伸展操，著重在伸展「肩頸」、「背腰」，會讓你覺得舒服一點點。

如果沒有上述的情況，在起床兩小時之後，完全清醒了，肚子也填飽了一段時間了，就可以進行一段完整時段的運動。

下午時段

如果沒有外出上班的話，下午會是很好的運動時段，幾乎沒有什麼需要考慮避免的因素。只有夏天時，如果要外出散步的話，最好是三到五點之間，避開高溫時段。對於到了傍晚就容易出現不舒服的人來說，甚至可以因為下午做了有益於自律神經的運動，得到些微調整自律神經的好處，而讓傍晚的不舒服變得比較輕微。

晚上時段

外出上班的人，大概也只有晚上能運動。飯後散步是很好的，其他運動的話，比如瑜伽、氣功等都是很溫和的，但還是要等飯後消化一下再做會比較好，做起來會比較順暢，也比較不影響消化。另外，上床睡覺時，可以在床上做一點點的伸展操，一樣著重在「肩頸」、「腰背」，這樣身體可以舒服的做好睡眠的準備，提升睡眠品質。

運動時間長度多少比較好？

運動時間的長度並沒有固定的標準，我當初長年臥床，剛開始能下床的時候，連散步十分鐘都很吃力，而有的讀者則是長年維持高強度運動，突然自律神經失調，但他的體能並沒有那麼快消失，所以散步一小時也不痛不癢。而隨著我們的病情變化，身體狀態也不是恆定的，會需要做滾動式調整，才能維持得到運動的好處，而不承受刺激自律神經的風險。

所以，我在這裡要提供的並不是一個僵化的時間範圍，而是一個不斷嘗試調整的判斷方法。

起始點的設定

如果你現在是比較虛弱、狀態很不好、在家走動都覺得辛苦的情況，建議以十分鐘為起始點。如果你狀態還可以，在家走動完全沒有問題，建議以三十分鐘為起始點。如果你是前面所說的原本體能很好，病情也沒有嚴重到讓你覺得太辛苦，那麼以六十分鐘為起始點也是可以的。

滾動式調整

如果你以起始點的時間長度運動了一週，當下或運動完或隔天，感覺病情出現起伏、變得比較不舒服，那麼就要下調運動時間一〇％，一直減到身體回穩，再把時間固定下來。

當你運動了一週之後，如果覺得相當輕鬆，可以勝任，那麼就能夠進行滾動式調整，建議每次增加的幅度不要超過十分鐘。我的主治醫師有一句很容易記的口訣「少即是好」，不管是減藥還是增加運動時間，都是每次變化的幅度越少越好，身體就不容易出現適應困難，對我們來說，也是大大地減少讓自己受苦的機率。

如果你增加了運動時間，卻出現了病情不穩定的現象，那就回到原來的運動時間長度，讓身體回穩，等到再度覺得輕鬆勝任，再重新增加運動時間，但這次就要把增加的幅度減半。

每一次增加時間，都要維持一週，一方面觀察身體的反應，另一方面也是給身體適應的時間，不要太躁進，躁進通常都沒有好果子吃的，一週過後都沒有出現異樣，才能再次增加時間。

組合式運動

如果你的時間長度已經增加到了一小時，或許可以暫時停止繼續增加時間，開始改變運動內容。比如走路半小時，瑜伽半小時。多樣化的運動可以讓你維持對運動的興趣以及動力，也可以讓身體得到不同運動的好處。在嘗試不同組合的運動時，如果出現病情不穩定的現象，也可以滾動式調整，主要是調整兩種運動之間的時間比例，比如走路改為四十分鐘，瑜伽二十分鐘，你可以自由調配，然後觀察身體的反應，再決定之後的調整。

特殊情況

我曾經遇過讀者是軍警、消防員，他們的工作中需要定期做體能測驗，這時候就遇上了兩難的情況，如果體能退化太多，測驗無法通過就糟了，但身體狀態實在不好，想要做正常的鍛鍊也是沒有辦法的，就算勉強做訓練，也會進一步刺激自律神經，使得自律神經狀態更惡化，那麼不但得不到維持體能的結果，甚至還會使體能大幅下降。

既然不會有完美的辦法，那就只能退而求其次，盡可能在不太刺激自律神經的情況下，最大程度的運動。不能跑步，那就延長走路的時間，並且比散步要稍快一點，這樣走兩小時，每天一次或兩次，看身體情況而定。

自律神經失調的時候，它要逼我們修練的重點之一就是如何拿捏中庸、平衡，這需要我們非常靈活的調整策略。

在我還病得不輕的時候，出門一趟跟打一場大戰差不多，所以我只接受預定行程，無法隨時臨時起意的出門，並且要在一兩週前就預定好，因為我需要在一兩週內充分的休息，完全不消耗任何體力，養足元氣，才有辦法應付出門的行程。

如果你太僵化，不懂得靈活變通，那麼在自律神經失調的期間，生活裡各種事件會壓得你喘不過氣。訓練自己靈活變通，運動這個部分會是個很好的練習機會，讓自己習慣不斷調整變化。

3-3 睡前儀式，讓身體做好入睡準備——睡眠篇

睡眠對自律神經有相當重大的影響，每位自律神經失調的患者應該都體驗過睡不好、睡眠不足時，隔天的狀態會有多差，病情在中重度的患者，可能會覺得根本一腳踏入地獄裡。而睡眠障礙（難入睡、早醒、淺眠、多夢、易醒）也是自律神經失調中占相當大比例的症狀之一。我曾經發問卷調查讀者們覺得最頑固、最難纏的症狀是哪一個，果不其然，睡眠障礙高票當選第一名，往往其他症狀都已經好轉，獨獨睡眠問題是最後才好轉的，甚至很多人在問卷調查的當下，還不知道何時才能睡個好覺。而在醫師方面，讀者們跟我聊到回診情況時，我發現，不論是身心科醫師還是中醫，都很一致地特別關注他們的睡眠情形，會比較不厭其煩地要求他們做一些努力和調整。

所以，針對睡眠這個難題，我們要談的層面相當多，也相當複雜。我將會彙整十一本與自律神經、睡眠相關的書籍，以及我和讀者們的經驗，再加上我的主治醫師施養賢醫師，為了讓我寫部落格宣導衛教觀念所對我進行的指導和幫我回覆讀者們睡眠問題的解答，來完成這一章節。

生理時鐘

大家都知道生理時鐘決定了我們能自然入睡的時間，所以，如何調整好生理時鐘，是解決「難入睡」的首要關鍵。以下是我們需要做到的事情：

①**固定規律的就寢和起床時間**。

②**曬太陽**：用陽光調整褪黑激素的分泌循環，晚上就能在適當的時間達到褪黑激素的高峰，產生睡意。因為是調整生理時鐘而不是補充維生素D，所以，就算只有眼睛接觸陽光也是可以的。睡醒就先曬太陽十五至三十分鐘，最佳時間是早上七到九點。

③**補眠晚起床**：最多只能多睡一個小時，否則就容易打亂生理時鐘。

④**午睡**：二十至三十分鐘為宜，最多不能超過一小時，下午三點前必須醒來。

在回覆讀者私訊時，最常見到的就是生理時鐘已經大亂，早起變成不可能的任務，根本爬不起來，而且因為太晚睡著，如果早起，就會演變成睡眠不足，那接下來的一整天很可能會因為自律神經抗議而萬分痛苦。其實我當年也經歷過，所以特別能體會讀者們的難處。

這種情況要怎麼辦呢？還是有辦法的，我們可以採取漸進式調整，用比較無痛的方式，慢慢調整到正常的作息時間。我們可以每天或每隔兩三天提早十分鐘上床和起床，然後在起床後馬上曬太陽。具體要怎麼做呢？

假設我們目前的入睡時間是凌晨三點多，那第一天就三點上床，上午十一點起床，起床後立刻曬太陽十五至三十分鐘。第二天就改成兩點五十上床，上午十點五十起床，起床後立即曬太陽。依此類推。如果要提高成功率，更無痛一點，就是第三天或第四天才提早十分鐘，也就是前面說的，每隔兩三天提早一次，這樣可以讓身體先適應熟悉那提早的十分鐘，然後才再次提早十分鐘。這樣一直調整到早上八點或九點起床，作息時間也就正常了，如果你想調整到七點起床，那當然也是可以的。

睡前儀式

考量到我原先的讀者在看到這一段時可能會產生疑惑，因此先做個說明，我在「芳喵隨筆」部落格寫的「睡前儀式」是從睡前兩小時開始的，一般市面上的書提到睡前儀式的時候，也多半是講睡前，但事實上要能順利入睡並且睡得好，應該要從晚餐後就開始安排一連串的準備，所以，這邊我就將睡前儀式從晚餐後開始說起。

遠離會提升交感神經的事情

晚餐後，我們就要開始讓副交感神經慢慢進入優勢狀態，所以，首先就是別在晚上工作，也別在晚上學習，總之就是別在晚上做「會讓我們傷腦力的事」。

台積電創辦人張忠謀就是一位養生的代表人物，經營著這麼一個龐大的跨國集團，像是掌管了一個帝國，他的壓力無與倫比的大，但卻是活到九十一歲仍然非常健康，他為什麼沒有自律神經失調呢？會想到張忠謀，是因為曾經有讀者跟我說「每天都要一直想事情的人，看來到最後都一定需要抗焦慮藥物或安眠藥才能入睡」，我當時就是以張忠謀舉例，他每天要想的事情肯定比我們這些平民百姓要多得多，但是人家並沒有睡不好，也沒自律神經失調，健康得很，因為他非常懂得到了晚上就脫離白天的煩惱，讓自己沉浸在莫札特、蕭邦的音樂裡，再搭配一本輕鬆的文學小品，整個人就能放鬆下來，很自然地，副交感神經就能取得優勢，讓身體調整到準備睡眠的狀態。

而我自己因為是在家工作，所以，我會以安排明天的工作事項和整理工作區來作為一個「結束一天工作」的儀式，讓大腦知道「不管有什麼工作或麻煩事，那都是明天的事了，今天到此為止」，然後就是開心的夫妻時間。

你或許會覺得，晚上的時間不都浪費了嗎？如果還想經營一點副業、在職進修證照或提升能力，那要怎麼辦？這位先生小姐，你都已經自律神經失調了，就別在這時候給自己找些重大計劃或是重負荷的事情了好嗎？讓自己過勞可不是什麼好主意喔！有時候魚與熊掌不可兼得，很有可能會拖垮健康到什麼事都做不了的地步，那麼進修（副業）也就都辦不到了，賠了夫人又折兵呢！

換個角度說，晚上的時間並沒有浪費呀！都拿來做有益健康的事情了，健康才應該是第一順位重要的事情，也是生病中的頭等大事。如果真的一定要在晚餐後做點需要動腦的事情，最好在九點前結束，這樣才不會太妨礙到你在十二點左右入睡。

睡前日記

到了睡前兩小時，我們要來處理一下心情，別帶著不好的心情上床，情緒對自律神經有直接的影響，相信很多自律神經失調患者都體驗過，當心情很糟的時候，症狀就會特別明顯，所以，我們這裡要使用日本自律神經專家小林弘幸的《三行日記健康法》來轉換一下心情。

步驟一：寫下今天讓自己心情不好的事，可能是身體不舒服、討厭的人事物、失敗的事情、煩惱等等，稍微抒發或反省一下。

步驟二：寫下今天讓自己心情好的事，可能是感動的事、要感恩的人事物、開心的事。

步驟三：寫下目標，就是把前兩項中所引發想做的事情轉化為明天之後的行動，這樣可以讓自己有動力、有期盼。

泡澡紓壓

心情轉換好之後，就可以去好好享受紓壓泡澡。泡澡是日本人長壽的祕方之一，其中的一個原因是泡澡能夠紓壓放鬆，另一個原因是，泡澡比淋浴更能有效提升核心體溫，等到躺上床，體溫開始下降時，會帶來一波睡意，這樣不但可以順利入睡，睡眠品質也會比較好。

泡澡以四十度左右的水為佳，不要太熱，高溫容易刺激交感神經造成反效果。泡澡時間以十五至三十分鐘為宜，太久的話，可能會產生暈眩或胸悶，也可以將浴室的窗略微打開一些。

有的人家裡沒有浴缸，怎麼辦呢？如果浴室空間夠的話，可以購買浴盆，一樣能夠泡澡，只是沒有浴缸來得享受就是了，但泡澡的好處還是同樣能得到的。如果浴室空間不夠，那就只好淋浴，但別急著洗澡，可以先在蓮蓬頭下讓水柱按摩肩頸十至十五分鐘，也可以達到放鬆享受的效果，只是提升核心體溫的效果就弱了許多，但有總比沒有好。

請注意，享受的時候，腦袋裡別想事情，不然你想著想著，之前的放鬆和轉換心情都白做工了。

淋巴循環暢通

以前我在做直排輪教練的時候，暑假從早到晚，馬不停蹄地教課，累得全身都很阿雜，某次去美容中心做了淋巴引流按摩，頓時覺得渾身都輕鬆了，那種舒暢感真是很難形容。

當我自律神經失調時，除了那些說得出來的症狀之外，還有渾身的不舒服，卻又不能很明確的給它一個形容詞，因為那不是痛、不是癢，很難說那是什麼感覺，就是阿雜，跟當年去做淋巴引流按摩前的感覺很類似。

我相信很多讀者跟我的感覺是一樣的，所以當你做完淋巴按摩，全身都疏通過一遍，立即的好處就是人會感覺輕鬆一點，舒暢一點。後來經過讀者們實驗，有不少人跟我說，的確舒服很多，也比較容易睡得好，所以你不妨也實驗看看。

下面這一部分是來自我的復健科職能治療師朋友——治療師梅根，她擁有國際佛德氏（Dr.Vodder）認證的徒手淋巴引流治療師資格。

徒手淋巴引流（Manual Lymph Drainage，簡稱ＭＬＤ）的原理，是藉由雙手提供合乎淋巴管作用的輕柔力量，協助促進淋巴系統作用的技巧；ＭＬＤ是施作於真皮層與皮下組織之間的初始淋巴管，因此整個手技是以「五元硬幣放在皮膚上」的力量來輕輕牽引皮膚，避免過度施力，才能保護淋巴管不受擠壓、維持流通！

因此治療師大多以清潔的雙手操作ＭＬＤ，才能精準掌握控制皮膚的手感，鼓勵讀者可前往合格治療師處體驗實際操作的感受，或者也可在YouTube以「徒手淋巴引流」或「Dr.Vodder MLD」等關鍵字搜尋影片，先採局部的（如頸部、腹部……）自我引流做為保養，這樣也能有很不錯的效果；若手感不佳，可以酌量搭配按摩油或乳液輔助。

梅根另外向我推薦了一本書《徒手Ｘ圖解，淋巴水腫按摩全書》，由於ＭＬＤ具有引導人們進入副交感神經狀態的特性，所以鼓勵有睡眠困擾的讀者做做看書中介紹到的幫助入睡、或者各種相關主題的簡易居家淋巴引流法，獲得一夜好眠。

簡單伸展

做完淋巴引流按摩後，再簡單做幾個伸展動作，舒展一下身體就能準備上床了。伸展動作推薦瑜伽的風吹樹式、貓伸展式、拉背式、頭碰膝式、坐角式、束角式，請專心在身體的感覺上，還是那句話「別想事情」，否則就前功盡棄了唷！

腹式呼吸

腹式呼吸對於自律神經和睡眠的好處：

- 橫隔膜附近分布很多副交感神經，腹式呼吸會運動到橫隔膜，藉此刺激副交感神經，改善自律神經的平衡狀態。
- 專注於呼吸能讓頭腦停下來、放空，減輕焦慮。
- 在生理及心理都放鬆的情況下，引導睡眠出現。

原則上腹式呼吸要做二十分鐘，但，那是原則上，因為做腹式呼吸的目的是幫助我們放鬆、放空腦袋、容易入睡，重點在「入睡」兩個字，所以你若是為了做到二十分鐘，而在很想睡時卻撐著不睡，甚至定個鬧鐘把自己吵醒，那就本末倒置囉！其實最棒的狀態反而是直接做到睡著，不知不覺就睡著，多美妙呀！

做腹式呼吸的步驟

步驟一：全身放鬆躺好。這個步驟很重要，最好是躺著，屈膝踩床，因為屈膝時腹部肌肉會比較放鬆。同時雙手可以放在腹部或胸部來加強回饋，讓自己偵測看看腹部有沒有成功的隨著呼吸起伏、同時提醒自己胸口的力量要減輕。

步驟二：用鼻吸氣，數一到四，網路上許多教法強調胸部完全不能動，只有肚子可以鼓起來，但其實這樣不一定能運動到橫膈膜，你可以自己調整一下，略微動用到胸部，肚子有鼓起來，胸腔和腹腔之間有一種伸展到的感覺就可以了。注意！身體別出力，出力就緊繃了，最近居然有讀者跟我說做腹式呼吸練到有腹肌，這是錯誤的唷！

步驟三：憋住，數一到四，我剛開始身體還很不舒服時，這個步驟是跳過的，因為我根本憋不住，身體漸漸恢復之後才加入這個步驟，如果你做起來有

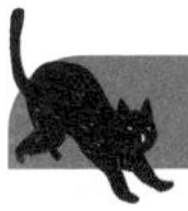

芳喵說……

重要注意事項：

- 做腹式呼吸時，專注在數數字上，要心無雜念。
- 數數字時不要太快，間隔一秒為佳。做太快或用到胸腔呼吸有可能會造成發麻。
- 一直打哈欠才表示做得正確。有時候也會流點眼淚。
- 習慣做睡前腹式呼吸一段時間後，若身體逐漸好轉，可增加睡醒時的腹式呼吸，睡醒時不要急著起床，繼續躺著做腹式呼吸直到完全清醒。如果又做到睡著，醫師說，這表示沒睡飽，不然的話應該會變得很清醒，並且也可以緩解一早起床時的不適。

困難，你也可以先跳過，或是從一秒開始，慢慢增加。

◎注意肩膀和身體軀幹不要用力，只是鼻子和嘴巴出一點點力停住，用錯力會造成緊繃唷！

步驟四：用口吐氣，數一到八。

網路上流傳很多種腹式呼吸的方法，四四八這個方式，施養賢醫師說是專門給自律神經失調的人用的，所以，當你自律神經失調時，請盡量按照這個方式，當你健康恢復之後，你可以自行嘗試別的方式，但是做腹式呼吸的習慣要維持，可以大幅減低復發的機率。

有些讀者反應會越做越緊繃，或者是不舒服，施養賢醫師解釋，有幾個原因可能會導致這樣的情況：

- **沒有躺著做**：躺好，先把全身都放鬆開再做，會比較容易，不要採取坐姿。
- **沒有藥物治療**：自律神經失調時沒有藥物治療改善交感神經的緊繃，可能會很難把肌肉鬆開。
- **長時間在電腦前面**：姿勢僵化導致肌肉僵硬，所以，上床前做的伸展動作就很重要了，可以先將肌肉筋骨先拉鬆一些。

施醫師特別交代，很難做還是要嘗試練習，因為腹式呼吸對自律神經很重要。這也是為什麼在腹式呼吸這部分的篇幅特別長的原因。

如果你做完腹式呼吸時還沒睡著，可以接著做冥想，我採用最簡單的專注在呼吸上的方法，這跟腹式呼吸不一樣，做腹式呼吸需要刻意控制數秒，刻意控制鼓起的部位，冥想就不需要了，因為我的目的是全然地放鬆，順利入睡。

所以，睡前冥想只需要把注意力放在自然呼吸上，感覺吸氣吐氣，空氣的進出。剛開始做難免會有思緒跑出來，沒有關係，你只需要溫柔地把注意力放回呼吸上，不需要生氣自己怎麼不能放空，因為生氣煩躁的話，你就提升了交感神經，而非副交感神經，結果會變得越來越清醒。

整個睡前儀式的流程大約一・五至兩小時，也就是說我們的腦袋放空並且提升副交感神經總共有一・五至兩小時的時間，這時自律神經的狀態已經調整得很好，可以達到容易入睡且睡眠品質良好的目的。良好的入睡大約是躺上床三十分鐘內睡著，而腹式呼吸和冥想加起來的時間差不多是三十分鐘，所以假設你很乖巧的都沒有喝咖啡因飲料，自律神經狀態也沒有太差的話，做冥想的時候也就差不多會睡著了。

這些儀式本身對自律神經很有幫助，對睡眠也有幫助，而良好的睡眠品質又對自律神經有幫助，所以整體來說，養成這個良好的習慣，對自律神經失調的人來說，恢復健康的速度會變快。

適當的消耗體力

有些醫師會交代病人要多運動消耗體力，不然到了晚上要睡覺時，精神太好會很難睡，但，失調的時候，消耗體力是個很難拿捏的事情，消耗過多，體力用盡會很容易引起病情起伏，蠻多人在傍晚或晚上的時候特別不舒服，都跟勞累一天後體力所剩無幾有關。

所以，我們還是要做實驗，我不建議直接拉長運動時間，而是在可負荷的運動之外，做點家事來消耗體力，你可以觀察做多少家事能剛剛好有適度的疲勞，而不會有病情起伏的現象。

睡前進食

有些醫師會說睡前最好不要進食，因為消化會影響睡眠，但也有些醫師說，餓肚子睡覺會很難睡。我和讀者們實際實驗過後，如果宵夜吃得太油膩、太多，腸胃負荷就會過重，的確是會影響睡眠，但如果改成只吃一點水果或一點小餅乾，或是喝點熱牛奶、熱豆漿，這樣的輕量飲食，對睡眠有幫助且不會讓消化影響睡眠。

避免在床上看電視或手機

為了讓大腦認知到「床是用來睡覺的」，養成一到床上，大腦就自動調整為睡覺模式，所以在床上最好不要做睡覺之外的事。另一方面也是為了避免藍光刺激，影響睡眠。

如果你有做前面說的睡前儀式，在腹式呼吸或冥想的環節就睡著了，那就不需要理會這一個重點，但如果做冥想還是不能睡著，並且因為身體太不舒服，在一片黑暗與寧靜中，注意力全都跑到身上的不舒服又拉不回來，那就要考慮別的辦法了。

這時候只能暫時妥協，在床上看平板電腦了，我以及部分讀者實驗過一個方式挺好用的，將 iPad 調成夜晚黃光模式，並且調低螢幕亮度到最低，用立架放在床邊（別用手拿，這樣沒辦法睡），挑一部你已經看過數次，熟到都快背起來，且劇情已經不會讓你有什麼情緒起伏的電視劇，然後就擺個比較放鬆、舒適的姿勢，將注意力從你的症狀轉移到電視劇上，看著看著就會想睡，記得，千萬別為了繼續看下去而撐著不睡，你的目的是睡著，而不是看劇。

這樣其實也會養成大腦的自動模式，只不過是一套過程，腹式呼吸→冥想→看劇→睡覺。當然，這是在身體很不舒服的情況下為睡眠解套的權宜之策，等你自律神經狀態好一些，就可以拿掉看劇的部分。

將寢室打造成可放鬆的環境

人類是很受環境影響的動物，我們挑餐廳的時候常用的形容詞「燈光美、氣氛佳」，用餐的心情都不一樣了，睡覺也是一樣的，寢室也要燈光美、氣氛佳，柔和的昏暗黃光，整潔無雜物的空間，柔軟好摸的寢具，躺到床上就可以先感受一下幸福感，同時也會很容易放鬆。

不熬夜、不晚睡

一般來說，中醫認為應該十一點睡著才養生，但在《最強睡眠術》一書中，作者卻認為睡眠時段不重要，無論是白天或晚上，只要睡眠的前三個小時裡面，有足夠的深層睡眠即可。

而身心科施養賢醫師認為，晚睡和早睡的睡眠效率是有差別的，早睡時七個小時就能讓人精神奕奕，熬夜晚睡時七個小時可能睡醒還是會覺得很疲累，需要更長時間的睡眠才會覺得睡飽了。這是因為兩者要達到深層睡眠所需的時數是不一樣的。

陳建銘中醫師也持類似的看法，在他宣導的「消耗恢復原則」中，深層睡眠屬於「恢復」，白天睡覺，受到日光與環境影響，導致深層睡眠不足，恢復較不夠，同時晚上維持醒著進行活動或工作，會需要更多的消耗，白天就要更多的時間恢復。

另外針對大夜班或輪班的情況，施養賢醫師認為，固定的大夜班會比輪班要好一點，因為規律和睡眠時段比起來，規律更重要，但這只是退而求其次，在很傷和非常傷之間的選擇，當已經自律神經失調了，這兩者不論哪一個都可能會使病情延續，甚至是惡化。

而陳建銘中醫師認為，如果白天睡覺也獲得足夠的深層睡眠，那麼白天睡覺、晚上工作的生活是沒問題的。只是自律神經失調患者，通常沒辦法做到。如果輪班工作已經產生失調症狀，特別是睡眠失調影響了恢復能力，身體一直屬於消耗大於恢復，其結果是失調症狀會持續，或者是加重。

睡眠品質比睡眠時數重要

在這些年與讀者的私訊中，我發現不少人都有「睡眠必須滿八小時」的迷思，結果搞得自己很焦慮，甚至很憤怒，為什麼睡不到八小時。這樣對睡眠、對病情都相當不好啊！

施養賢醫師解釋道，「睡眠品質比睡眠時數重要」，睡起來精神好，這才是睡覺的目的，睡眠時數不是睡覺的目的。

然而，人的心理作用很強大，一旦你認定沒有睡滿八小時就不健康、就不行，你睡醒時的狀態也不會好到哪裡去，因此，我們需要來破除迷思。

• 睡眠時數有個體差異：每個人的身體所需要的睡眠時數並不是相同的，所以不能一概以八小時來作為標準。

• 睡眠時數因年齡而異：年紀越小所需的睡眠時數越多。

• 睡眠時數因季節而異：科學家認為冬天會需要比較多的睡眠時數，而中醫有個說法叫「春睏」，是身體受到自然氣候的影響，產生的一種暫時性生理現象，為了人體因應季節轉換而自然發生的調節反應，因多在春天時節發生而叫「春睏」，這一點，我的經驗與中醫說法相同，我在春天居然會睡到十小時。

所以，我們不該以一個數字來作為追求的目標，而應該是一個範圍，目前一般普遍認為睡眠低於六小時是對健康不利的，而睡超過八小時則是可能會越睡越累，甚至影響到晚上的睡眠。所以我們可以將六到八小時這個範圍當作努力的目標，記得，是努力的目標，生病中難免有做不到的時候，別變成焦慮恐懼或生氣。

真正重要的是，你睡醒之後，一整天的精神是否良好，否則，就算你睡十小時，睡眠品質卻不好，你仍然會感覺很疲累，精神很差，自律神經狀態也會很糟。要觀察是否精神良好，你得先拿掉心裡對八小時的迷思，別讓心理作用干擾你的身體表現。

睡眠障礙時的心理狀態調整

睡不好或很難入睡的時候，我們的情緒會很不好，而這不好的情緒會更讓我們難以入眠，所以，我們要適當地處理情緒和想法，避免自己成為那個妨礙睡眠的傢伙。不好的情緒有很大的部分是來自於「不瞭解」所產生的恐懼、焦慮，所以對自律神經失調瞭解多一點，有助於減少焦慮恐懼，剩下的部分再來調整心態。

自律神經健康是關鍵

自律神經的睡眠功能故障時，該睡覺卻很難切換到副交感神經優勢狀態，如果沒有治療自律神經，光靠安眠藥也可能仍然難以入眠，我高中到大學階段，安眠藥整版整版的吃，也還是找不到周公，後來就放棄安眠藥了。直到自律神經獲得治療後，在睡眠功能一點一點恢復的情況下，安眠藥才慢慢發揮了作用。

治療期間，睡眠障礙也跟自律神經失調其他的症狀一樣，自律神經好多少，症狀就降低多少，自律神經受到刺激，症狀就出現反覆，所以，別因為接受治療卻沒有馬上好睡而焦慮，你要耐心等待，也別因為出現幾天不好睡就以為不會好了，這只是自律神經受到刺激的正常現象，只要找出刺激因素，避免再發生就好。

預期性焦慮

長期有入睡困難的人，應該都不會對「預期性焦慮」感到陌生。時間一到就滿腦子開始充斥著「今天會不會順利睡著」、「不會又要翻來覆去了吧」、「睡不著怎麼辦」、「我怎麼覺得現在還很清醒」、「睡意你到底在哪裡」、「現在是不是要趕快喝杯熱牛奶」、「要不要再吞顆褪黑激素」，以上都是曾經在我腦中的魔音。在床上躺好之後，正經八百的等睡意，神經緊張的留意有沒有想睡了，結果越來越清醒。所以，如果你不解決「預期性焦慮」，藥效非常可能被你的焦慮給抵銷光光。

在我接受治療之後，開始意識到這件事，為了不要白白浪費治療效果，於是有了前面提到的「睡前儀式」，能夠在睡前讓身體心理都放鬆，避免自己想這些幫倒忙的事情，施養賢醫師說，這樣一套方式養成習慣形成心理制約之後，只要一開始這個流程，身體心理都知道要睡覺了，對睡眠很有幫助。

腦子轉不停

我想很多難睡著的人，都有腦子轉不停的經驗，躺上床，腦子好像全自動開啟「什麼都能想」的例行任務，可能想著想著，突然想通了白天想不通的事，也可能突然有些靈感，最常見的還是雜七雜八地亂想一通，簡稱「胡思亂想」。

這種長年的模式已經變成一種習慣，我從小有記憶以來就是這樣的情況，一直到我四十歲。如果強制自己不要想，立刻就會出現一種很難形容的感覺，迫使我在三秒內就放棄，然後直接跳到一個很合理的結論「我沒有辦法控制腦袋不要想啊」。

其實很多人都沒有注意過在「停止想事情」與「沒有辦法控制」的結論之間，存在那個迫使我們放棄抵抗的不舒服感覺。而解決「腦子轉不停」這問題的關鍵就在那個感覺發生的時候，這個感覺通常也是在「睡前儀式」的腹式呼吸或冥想時經常失敗的原因，因為你在那感覺發生的時候，很快就放棄了「繼續嘗試」。

剛剛說了「想不停」是種習慣，而改變這個習慣通常都會有一陣子不適應，甚至有點痛苦，沒有什麼捷徑，沒有一次就成功並且一勞永逸的方法，得要有耐性、有毅力，用正念冥想的方式，只要發現自己在想事情，就「沒有情緒」、很平淡地把注意力拉回呼吸上或任何一個你設定要注意的東西，反覆地把注意力拉回來，你會發現，慢慢地，那個因為不想事情而不舒服的感覺逐漸淡化，保持放空也慢慢地容易了。

「沒有情緒」這一點很重要，許多讀者在發現自己又在想事情時，會生氣、不耐或焦慮，一旦你讓這些情緒持續，就等於跟「睡意」說再見了。所以要記得，告訴自己「這本來就不容易，反正不練習也不會馬上睡著，就練習練習吧！隨著進步，我會越來越容易睡著的」。

睡到一半醒來怎麼辦

睡眠障礙另一個讓人萬分火大的症狀是「半夜醒來就睡不著了」。自從我知道「放鬆才能入睡」這個道理之後，每當半夜醒來，在我清醒到一肚子火之前，就反覆給自己洗腦，「沒關係，不過是醒來上個廁所」、「醒就醒了吧！做做腹式呼吸好了」、「擺好最慵懶的姿勢，發個呆吧」、「等自律神經好了就不會再半夜醒了」。

無論如何，絕對不要讓自己開始「想事情」、「觀察睡意」、「譴責身體為什麼又醒了」、「迫切想要趕快睡著」。火大、焦慮、煩躁都會讓睡意離我遠去。「只看我現在能做到的事情」，比如放鬆，不去執著於「我不能控制的事情」，例如什麼時候才能再睡。透過這樣的練習，「半夜醒來」漸漸地就不是什麼大事了，搭配治療，醒來的時間也越來越短，直到變成十多分鐘，最後一覺到天亮。

很多讀者都跟我說「我做不到呀！心思不歸我控制呀」，通常是在他們「嘗試幾次」的時候這樣跟我說，親愛的小朋友，姊姊我可不是「嘗試幾次」就成功的，真的是「練過」的，那是經過數以百計的練習而來的，到我已經能夠習慣成自然的時候，恐怕是有千次練習了吧！所以啊，請多一點耐心，我常說這個病就是來逼我們修煉的，而「耐性」就是其中一個非常重要的功課。

睡眠的章節到這裡結束，再提醒一次，要有耐心，慢慢一點一滴地將這些事情融入到你的生活裡，不要急於一步到位，這樣會給自己太大的壓力，也不容易成功。

常見的小問題

當年為了要順利睡個好覺，我開始觀察自己睡前的狀態，發現了幾件事。

- 預期會失眠，開始胡思亂想，打發時間。

- 非常警醒地注意自己有沒有睡意，結果越注意越清醒。
- 不停地對自己播放警告，要趕快睡、不睡會很慘，結果也是越來越清醒。
- 三不五時就看時鐘，心想慘了，怎麼還醒著。
- 心裡有股不甘願睡覺的感覺，還想做點什麼事。

這些干擾我睡覺的習性，必須要調整過來才不會每天躺上床就開始無限輪迴，睜眼到天明。於是，我開始做以下幾件事。

- 不要注意時間
- 不要注意自己有沒有睡意
- 就算沒有馬上睡著也沒關係
- 練習放空
- 做睡前儀式

萬事起頭難，要改掉這些下意識的壞習慣是有難度的，但慢慢地也就越做越習慣，你也可以試試，或許還能發展出更多自己專屬的方法。

3-4 不該吃的，真的別吃——飲食篇

照顧自律神經的健康，除了良好的睡眠和運動之外，飲食也是一個重要的環節。身體獲得充分的均衡營養才能維持良好運作，而失調中的自律神經容易受到刺激，所以，有些食物需要避免攝取。而許多讀者關心的「補身體」，這一章節也會一併說明。

忌口食物

我第一次見到施養賢醫師的時候，他給了我一個忌口的清單。

- 咖啡因
- 辛辣食物

・酒
・蔥薑蒜
・芥末
・油炸類（過燥食物）

除了上面的項目，我再補充一些我自己以及讀者們吃了之後出過問題的食物。有些食物其實已經是在施醫師給的清單範圍裡，但是常常有讀者吃這些食物的時候並沒有想到裡面有要忌口的食材或成分，所以仍然列出來給大家參考。

①薑母鴨、生薑湯：其實都是跟薑有關。
②當歸鴨：有中藥材。
③麻油雞：有酒有薑。
④各類人蔘產品、自己買的中藥材：所謂的補品，往往都是燥熱性質的，除非是吃中醫開的藥方，否則還是不要自己亂吃比較好。
⑤可可、各類巧克力產品、可樂、各種茶類：都有咖啡因，可可鹼、茶鹼與咖啡因是相同性質的物質。
⑥咖哩：應該是辛香料的關係

關於以上兩個清單的食物是否要忌口，不同的醫師有不同的認定，不過，多年來我自己本身以及讀者們的經驗裡，這些食物的確容易引起不舒服或造成治療進度停滯，當你治療進度停滯，或病情起伏頻繁的時候，如果你剛好有攝取這些食物，不妨暫停攝取，觀察兩週或是更久，看看有沒有差別。

而我自己對於「可能會刺激自律神經，有風險的事」，一向是採取「不碰」的態度，因為我不想多受苦，也不願意讓病期延長。因此，儘管當年我把奶茶當水喝，奶茶就是我每天的必需品，在醫師說不可以喝之後，我毫不猶豫地立刻就跟奶茶分手了。有些讀者跟我比較熟，彼此之間已經像好朋友，我講話的時候也就比較不留情了。當他們跟我說停不了喝咖啡時，我就會說「那你以後別來問我為什麼這麼久都沒好，你知道我的答案的」，然後再配上一個賊笑表情圖，一副等著落井下石的樣子，哈！

不能喝咖啡和茶，但我們還是有很多飲料可以喝的，如果你真的不喜歡白開水，可以喝花草茶、國寶茶、果汁等等，現在飲料種類非常多，不愁沒得喝。我在「芳喵隨筆」也寫了一篇〈自律神經失調可飲用的無咖啡因飲料有哪些？〉，有興趣可以去查閱，這份列表中的飲料，除了我自己喝過的，還包括眾多讀者的貢獻。

飲食原則

雖然有很多食物不能吃，但臺灣是美食天堂，別跟我說你就沒東西可吃了。我是個不喜歡煮飯的人，通常都外食，可當年我並不是吃白吐司或喝空氣過日子的，一樣能夠飲食均衡，攝取足夠的營養，把自己養得白白胖胖的。

自律神經、全身所有器官、系統都需要充分的營養才能維持良好的運作，所以，除了忌口食物之外，不挑食、不偏食，多樣化的飲食才能攝取到廣泛種類的營養，如果你也都吃外食，自助餐是個很好的選擇，肉類也都會有煎或滷的雞腿、魚類可選，絕對能吃得很均衡。我個人習慣是不照著便當盒的格子拿菜，那樣的話，青菜只會有三種，我通常會拿五六種蔬菜，飯裝少一點，也可以少胖一點，至於非原型食物的配菜，我很少吃，都是加工食物，沒有什麼營養價值，又容易胖。

如何補身體

如何補身體，可能是具有不小財力的讀者們非常關心的議題，有一段時間，我的私訊裡充滿了詢問各種保健食品的訊息，剛開始我還會認真幫他們查成分、功效，看看是否與自律神經扯得上關聯，但一陣子之後，實在覺得這是無用功，幾乎沒有真正能對自律神經有直接幫助的保健食品，只好寫了一篇文章說明「別病急亂投醫，到處買保健食品」，我的私訊中才終於不再出現這類訊息。

疫情前，我每年都會固定在北中南舉辦讀者聚會，有一年可能是被直銷業看上了，居然有兩個場次都出現了直銷來推銷，把讀者聚會變成他們的產品分享大會，讓我十分不悅，之後的讀者聚會報名資訊裡，我都會嚴詞警告，若是再出現這樣的行為，會被我當場驅逐，後來就沒再出現這種插曲。

上面這兩個事件，都是由於病人急於康復才出現的亂象，我也曾經是病人，而且病得不輕，所以我可以理解讀者們有多心急，但這樣只會給人趁隙而入的機會，傷了荷包，還不一定有用。自律神經失調的痊癒，沒有捷徑，老老實實地把該做的事情做好，給身體時間慢慢調養復原，才是正途呀！

如果你真的要吃點什麼來讓自己安心，那至少也要吃有科學根據的東西，才不會白花錢，來路不明的，最好少碰，尤其是號稱「治百病」的。以下我就來介紹一些比較有科學根據的保健食品和健康食品。

保健／健康食品不能取代藥物治療

事先說明，保健食品和健康食品都不是藥物，你不能期待它比你吃的藥還有效。保健食品只是營養素，健康食品只是具有保健功效，促進或維持身體機能，沒有治療疾病的效果，所以只是輔助功能，而不是治療功能。

綜合維他命

從當年生病難以進食開始，我就一直都有補充綜合維他命的習慣，延續至今。施養賢醫師說，補充全面的營養會比補充單一的營養要好，因為身體需要非常多種類的營養，而不是只有單一營養。不過還是飲食均衡最好，綜合維他命可以當作不小心不夠均衡的補救措施，但不能隨便飲食，把維他命當成主要營養來源，這劑量遠遠不夠的唷！

如果你是女性，可以補充女性專用綜合維他命，通常會額外添加女性消耗量大或比較缺乏的營養素，比如鐵。如果你年紀超過五十歲，可以補充銀髮族專用綜合維他命，通常會額外添加抗老化相關的營養素。

健康食品

在衛福部食藥署公告規定合法的十三種保健功效中，與自律神經失調症狀相關的有：

- 輔助調整過敏體質：經常出現過敏、蕁麻疹、異位性皮膚炎等症狀時使用。
- 免疫調節功能：免疫力低下時使用。
- 抗疲勞功能：精神不濟、感覺很需要咖啡的話，別喝咖啡，試試看這類產品吧！
- 胃腸功能改善：便祕、腹瀉都可使用。
- 輔助調節血壓功能：所謂調節血壓，其實都是指降血壓，如果低血壓就不能使用。

以上功能的產品，都可在「衛生福利部審核通過之健康食品資料查詢」的資料庫中找到相對應的產品，審核通過的產品，都是以實驗數據向衛福部證明產品的確能夠達到法定的功效比例才核准通過取得小綠人標章，吃這樣的產品，至少我們可以確保吃進肚子裡的東西，確實是有效用的。

保健食品

至於沒有取得小綠人標章的保健食品，也不能說它就沒有保健功效，可能只是廠商沒有去申請而已，但我們就需要多方求證，看廠商能拿得出什麼令人信服的證明，或是口碑是否夠廣泛、夠多，而不能只是聽一兩個人說說而已，特別是當他們說詞明顯像奇蹟一樣的時候，就有誇大的嫌疑。

維生素B群

高單位維生素B群是最多人詢問的，但這也是個大地雷。有的人吃沒感覺，有的人吃覺得不錯，有的人吃了生不如死（這其中包括我）。所以，你如果要吃，得要有心理準備，看看自己運氣好不好。

另外，八種維生素B各司其職，將攝取的營養素轉化為身體所需的能量，假如身體缺乏均衡的營養素攝取，即使天天補充B群也無法作用。還有一種說法，服用B群是在預支我們的健康，身體發出疲勞的訊號是為了提醒你休息，補充B群讓身體誤以為不累而繼續工作，反而對身體有害。

芳喵說……

有些人會好奇芳喵怎麼補身體？我一直以來都只有補充綜合維他命和益生菌，再加上飲食均衡，其實這樣補身體已經綽綽有餘。至於我為何吃益生菌？相信大家現在都耳熟能詳，腸道相當於人類的第二大腦，腸道神經系統通過交感神經和副交感神經系統與中樞神經系統進行交流，好的腸道菌叢會幫助人體處理食物、代謝藥物、訓練免疫系統、抵禦致病病原、分泌傳導物質像是血清素等重要的功能，人的情緒也與腸道健康有關聯。既然都提到了自律神經和血清素，那麼維持腸道健康，對我來說很明顯是重要的目標。

直接補充血清素製造原料比較有效？

曾有讀者問：「既然自律神經失調是缺少血清素、多巴胺，那直接補充酪胺酸、5-HTP來提升，會不會比醫師開的抑制回收劑（抗憂鬱藥物）效果好呢？」於是，我就去詢問施養賢醫師，醫師回答如下。

通常自律神經失調達到需要看醫生的程度時，問題就不在於製造多巴胺或血清素的原料缺乏，而是轉化他們的那些酵素與過程出了問題。所以，多補充原料，並不能有顯著療效。假設酪胺酸與5-HTP是蓋房子的磚塊，磚塊會自己蓋成房子嗎？不會，要有會蓋的人，用對的方式堆起來，還要有水泥（催化酵素）。當水泥或蓋的人有問題的時候，磚塊會自己變成房子嗎？顯然不會，它就只是磚塊。

3-5

排解壓力，從小事著手——紓壓篇

自律神經失調的原因，除了更年期、手術、重大疾病、過勞等等因素之外，通常都是跟壓力有關，內在個性或外在人事物所造成的壓力。處理壓力大致上有兩個方向：解決壓力源和卸除壓力（紓壓）。我個人比較傾向解決壓力源，從源頭下手，免得壓力源製造源源不絕的壓力，讓我們不堪其擾，日子過得不舒坦。然而，解決壓力源通常也不是一天就能辦到的事情，比如自律神經失調等待恢復健康期間的苦悶（忍受病痛也是種壓力），甚至有些情況是不能由我們解決的，比如家人重病住院，那麼我們就必須妥善地處理壓力，免得被壓垮。

在與讀者私訊時，我很常遇到讀者信誓旦旦說自己沒有壓力，但身體不會說謊，自律神經被壓垮了，那就必然是有某個因素的存在，只是他還沒意識到而已。國人對壓力的認知，恐怕多數都還在幼幼班，瞭解不多，通常要有很明顯的事件，比如高強度的壓力事件：工作沉重、失業、失戀、離婚、家人過世、婆媳問題等等，大家才會立刻想到自己有壓力，而那些不是太顯而易見的壓力，只有少數善於自我覺察的讀者能侃侃而談自己內心裡發生了什麼。

我自認現在已經可以很快速地察覺到心裡的細微感受，迅速處理，但即使是這樣，我也還是保持經常紓壓的習慣，以免有什麼我沒有察覺到的壓力悄悄累積，同時也是為了讓自律神經保持「有鬆有緊」的健康狀態。所以，從健康的角度來說，我建議紓壓習慣應該要成為你一生都持續做的事情，就像運動一樣，而不只是你為了恢復健康才做的事情。

一般的紓壓方式，你可以Google一下，網路上可能有數十種方式吧！這裡就不贅述了，我要提供的紓壓方式，都是跟自律神經比較有關的，或可說對自律神經比較有明顯效果的，這些方式也都經過讀者們實驗，反應都不錯，甚至有些讀者覺得效果挺讓人感到驚奇的。接下來讓我們來看看有哪些吧！

哭泣和歡笑

在《1日5分鐘，搞定自律神經失調》、《自律神經失調迅速緩解200％基本技巧》、《「放棄」才能健康》、《用中醫調好自律神經》四本書中都不約而同提到「笑」可以有效使人心情好，感覺放鬆。

理由是笑容可以增加血清素，提升副交感神經，使人感到放鬆，舒緩緊張。即使只是硬擠出來的笑臉，只要嘴角上揚，副交感神經就會上升。不過，用「笑」來紓壓的時候，要稍微控制一下，曾經有些讀者與朋友聊天說笑，想著笑有益於自律神經，就太盡情了點，結果樂極生悲，笑得太激動反而刺激到交感神經，出現了一些不適。

哭泣的部分，就比較少書籍提到，在我這次的選書中，只有兩本提到，不過哭泣紓壓卻也是個大家可能都有過的體驗。大哭後，血液裡的「壓力荷爾蒙」會變少，而且「腦內啡」會增加，腦內啡是一種神經傳導物質，有鎮靜功效，也有增加愉悅感的功能，同時大哭也會在心理上有發洩精神壓力的作用。

有些讀者可能屬於比較堅強或比較ㄍㄧㄥ的類型，很少哭，所以根本沒想過用大哭來紓解壓力，在我建議他們試一試之後，他們才半信半疑地嘗試，然後都像發現新大陸一樣，喜孜孜地來跟我說，哭完真的好多了耶。But，是的，又有個But，有的讀者鑽進了牛角尖，情緒苦悶到極點，日也哭，夜也哭，大哭就變得沒什麼作用，心理作用太強烈了，遠勝過生理上的那一點點調整，如果是這樣的話，首要之務就是別再鑽牛角尖，不要一直在某一個點上糾結不放。

音樂療法

這裡要推薦的是日本自律神經專家小林弘幸的《自律神經音樂療法》，這張CD裡的音樂都是有醫學根據、針對自律神經專門精心創作的特定旋律。作者甚至找了他的讀者來進行實驗，受試者在聽完這張CD中的音樂後，交感神經與副交感神經的活性都得到提升並且更加地平衡，也就是說自律神經的功能活化並且能平衡協調。

小林弘幸認為一般的療癒音樂，具備穩定、放鬆心情的作用，但不能期待會有「調節自律神經」的效果。如果不聽這張CD，有別的選擇嗎?有的，雖然效果可能沒有音樂療法這麼好，但也是有幫助的，比如古典樂《婚禮的祝福》這類平和、優美的樂曲。在我的經驗裡，挑選古典樂時，鋼琴演奏是首選，因為聲音比較輕柔，柔和的協奏曲也是不錯的選擇，激昂的交響曲就比較不適合。

唱歌

你或許會好奇，唱歌怎麼跟自律神經扯上關係了，讓我們來看看為什麼。

- 唱歌時會專注地聆聽音樂旋律，可以暫時讓自己脫離現實的煩惱。
- 唱歌時會大聲唱出來，連帶抒發情緒，效果跟大笑、大哭接近。
- 唱歌時可以用腹式呼吸方式，腹式呼吸本來就對自律神經有天大的好處。
- 臺灣《科學發展》期刊指出，唱歌可以促進大腦下視丘釋放「催產素」，減低焦慮與恐懼；英國坦諾福斯癌症照護中心實驗也指出，唱歌可以增強免疫力，練唱一個小時，體內壓力荷爾蒙降低，免疫細胞因數數量增加!

這裡又要再提一下讀者出現過的樂極生悲，有位讀者十分熱愛唱歌，每天都要唱數小時，尤其現在的唱歌APP可以線上開演唱會，有聽眾就更讓他欲罷不能，結果長時間唱歌，不知是體力消耗太多，還是唱得太高亢刺激到交感神經，於是就變得不舒服了。所以還是每天一小時為宜唷！

泡澡

泡澡在睡眠篇章有說明過了，這邊做補充一些說明。

泡澡時，為了達到紓壓放鬆的效果，請不要邊泡邊想事情，你可以做做白日夢，或是完全放空，專注地感受身體泡在熱水裡的感覺，做幾個深呼吸，如果在水裡加一點精油，還可以專心地聞一聞精油的香味。

泡澡也常常被我用來推薦給讀者們取代劇烈運動，這些讀者太渴望激烈運動後流汗暢快的感覺，總覺得做溫和運動就不能流汗，也沒有增進血液循環的感覺，泡澡既可以流汗，也會加快血液循環，泡完一樣會有暢快感，卻不會有激烈運動可能刺激到自律神經的風險，是很好的替代品。

泡澡促進血液循環，也可以讓自律神經所需的物質和營養能夠被血液充分帶到，因此，泡澡完，通常也會感覺症狀似乎好一點了，身體會感覺輕鬆一些。

芳香療法

我每次逛百貨公司時，走手扶梯上樓，到了某個樓層會因為突然撲鼻而來的濃郁香味而覺得身心出現一瞬間的放鬆，然後我會忍不住走近散發香味的地方，貪婪地再多吸幾口香味，這就是芳香精油的魅力與效果。

針對紓壓和安定神經部分，推薦可以使用表❷的芳香精油，並分享幾個我常使用芳香精油的情境。

情境一：精油薰香＋瑜伽，或冥想＋大自然音樂

意識專注在身體的感覺，呼吸的節奏，聞到的香味，聽到的大自然音樂，擁有片刻的內心寧靜。如果不想做瑜伽，換成靜坐冥想也行。剛開始練習冥想時，思緒會飄走，這是正常的，只要重新把注意力拉回來就行了。也可以點個蠟燭，盯著燭光，幫助集中注意力，放空腦袋。

情境二：精油薰香＋溫熱飲料＋一本好書＋舒適沙發椅＋古典鋼琴音樂

點上精油薰香，準備好一杯無咖啡因熱飲，播放古典鋼琴音樂，搭配稍微偏黃的燈光，坐在舒適的單人沙發椅，非常享受地欣賞好書。這是一個文青氣氛的情境，紓壓享受的同時，也會感覺自己很有氣質，俗稱「假文青」。書籍應避免會讓神經緊張的工具書，最好是文學類或能引起深思的書籍。古典音樂最好

表 ❷ / 精油效果

薰衣草	紓緩緊張，放鬆身心。這款精油是首選，尤其是助眠效果。
洋甘菊	緩和不安的心情。
檜木	穩定情緒。
佛手柑	情緒低落時使用。
茉莉	使人放鬆，改善憂鬱。
伊蘭	振奮心情。
薄荷	提神醒腦。
迷迭香	集中精神。
檸檬	提神、改善沮喪。
快樂鼠尾草	鎮靜情緒。
甜橙	改變心情、抗憂鬱。
羅勒	穩定神經。
苦橙葉	改善失眠與心跳加快的焦慮感。
雪松	安撫神經緊張焦慮。
岩蘭草	又稱寧靜之油、鎮靜精油，安撫情緒作用出名。

避免太震撼或旋律亢奮的曲目，輕柔的曲目較佳。

情境三：精油泡澡＋燭光＋輕柔音樂

四十度的水溫，放入喜愛的精油，浴缸邊點好蠟燭，看著燭光放空，聽著輕柔音樂，感受著水溫，聞著香氣。沒有蠟燭也沒關係，就閉上眼享受吧！

正念冥想

在《平靜的心，專注的大腦》書中，講了許多冥想正念的好處，其中最讓自律神經失調患者關注的好處就是「撫平焦慮的心」。

安撫杏仁核

杏仁核和強烈情緒反應的大腦神經迴路強力串接在一起，所以，當我們憂慮或生氣，心會一再跑到那件事上，甚至到了執迷的程度。這大概可以解釋為什麼自律神經失調的人，很容易執著在擔憂治不好病、吃藥會有什麼不好的反應、過度在意血壓、血糖、心跳的浮動等等。而透過功能性磁振造影來掃描大腦，會發現正念專注訓練可以使杏仁核平靜下來，心就比較不受擾動。

加強大腦前額葉皮質和杏仁核之間的連結

大腦的前額葉皮質（管理反應度）和杏仁核（觸發反應）之間運作連結越強大，杏仁核的反應就能越快速被安撫，人就越不易被各種上下起伏的情緒所劫持。反過來說，連結越弱的人，就越難使杏仁核安靜下來，心就會被情緒劫持，無法跳脫。

禪修者在壓力之下，皮質醇只有微量增加，禪修者不像非禪修者把壓力看得那麼嚴重，他們能冷靜平衡地看待壓力源。並且禪修經驗越久，遇到壓力時，血壓就恢復得越快。以功能性磁振造影來掃描大腦，發現禪修者遇到壓力時，杏仁核的反應會在非常短的時間內就安靜下來，情緒來了就去了，善於適應。這種模式暗示了遇見困難時處理痛苦的能力，也就是如何回應生命中的挑戰，如失業、生病。

隨著禪修時間增長，禪修者控制衝動的能力也進步了，反映出一個情緒管理能力的重要技巧，也就是制止自己因為心血來潮或衝動而行動。我想這一點，自律神經失調的人非常需要，因為我們在飲食忌口上，運動項目選擇上，有很多不能做的事，但是很多人都會忍不住衝動，做了之後，身體不舒服才來懊悔。

降低預設模式網路的活躍度

我們「什麼事也不做」的時候，有些大腦區域是非常活化的，甚至比做困難的認知工作還要活化。當我們面對很難的認知工作時，這些大腦區域反而安靜下來。這個區域在大腦中線前額葉皮質和後扣帶皮質區。一但沒別的事可以抓住我們的注意力的時候，我們就內心渙散，這片區域就活化起來，我們往往逛到那些困擾我們的事上去，這是每天苦惱的根源。也就是說，散亂的心是不快樂的心。

心流狀態的研究告訴我們，全心專注手邊的事，有助我們進入喜悅的狀態。而在專注的狀態，散亂的心便暫時受到抑制。在所有的正念與禪修方法中，都有一個基本的專注指導，要我們專注在一件事上，一發現心跑走了，就再將專注力拉回到原本選定的目標上。這個簡單的心理動作有一個神經的關聯性：背外側前額葉皮質和預設模式網路之間的連結會激活起來。

上述這些好處，都不是做一次正念冥想就可以做到或得到，需要不斷地練習，慢慢地才會得到越來越多的好處，換句話說，就是我在本書提了很多次的「要有耐心」。我相當推薦大家都能看看這本《平靜的心，專注的大腦》，讓科學證據來說服自己持之以恆地練習，然後要記住，你不是「沒辦法做到」，而是「願不願意持續練習」，你是「有選擇」的。

3-6 慢慢來，比較快——小撇步篇

這一章節的小撇步，著重在如何應付一些生活裡的事情，主要與季節變化、外出、病情起伏、強化身體和心理的適應力等有關，這些內容出自我平常在私訊中幫讀者們解決的一些小難題，以及我自身的經驗。

夏天

❶在家必開冷氣

因為生病太多年，經濟很拮据，有時候，我就會很想要省電費，也想試試自己的自律神經有沒有好一點，於是就沒有開冷氣，然後默默地忍耐悶熱的天氣，結果一整天都呈現要死要死的狀態，我家先生下班回家嚇一跳，連忙開冷氣，我才恢復一點點人樣。

幾次之後，我就知道失調的時候，真的很需要保持恆溫在舒適宜人的溫度。因為自律神經暫時無法應付酷熱的環境，不給它舒服的溫度，等於是刺激了它，接著會有很多天都讓我日子不好過。每一次的刺激，都會妨礙自律神經修復的速度，因為身體把資源和力氣都用來處理刺激了。所以在家必開冷氣。

最近幾年，夏天經常有熱浪熱死人的新聞，也常有中暑的問題，即使是健康的人都不見得受得了，你如果堅決不開冷氣，就得有別的降溫方法。現在是極端氣候，不再是古早那種無害的溫度，所以即便想崇尚某些中醫不吹冷氣的觀念，也還是要因時制宜。

❷出門必備物品

有時必須出門到遠一點的地方，那就要準備好物品應付悶熱的空氣和溫度。有些好用小物可隨身攜帶。

- **小冰袋**：小小薄薄的一片，能放冷凍庫的那種，出門可以放在脖子附近降溫。
- **冰毛巾**：把毛巾弄濕放冷凍庫，出門時裝在塑膠袋帶出門，透過冰毛巾呼吸，比較不會胸悶或呼吸困難。
- **德國百靈油**：擦人中，或用附送的鼻吸瓶，會覺得空氣比較清新、不悶。萬金油感覺效果沒那麼好。
- **手持小風扇**：在空氣不流動、特別悶的密閉空間，小風扇對著自己吹，會稍微舒服一點。
- **急救用藥**：隨身攜帶「贊安諾」、「安柏寧」這類抗焦慮藥物，包包裡放瓶水，以防萬一。
- **冰飲料**：當出門有段時間，冰毛巾和小冰袋都不冰了，可以去超商買瓶小寶特瓶冰飲料替代，或是待在超商的開放式冷藏櫃前，偷偷呼吸清涼空氣。

雖然必備物品都準備好，但是上上策仍然是縮短在太陽下和沒冷氣場所的時間，不要虐待自律神經，不然它虐待你的時間會比你虐待它的時間還長。

冬天

自律神經失調時，很多地方都不能用常人的角度去做事情，運動是這樣，飲食是這樣，連保暖也是要注意自律神經失調患者與常人不同之處。

- **穿著寬鬆**：穿太多、太厚重、太緊繃，無疑都是讓身體增加負荷、更不舒服的方式，穿寬鬆一點，挑保暖、輕薄的材質會比較好，現在有很多發熱內衣以及輕薄型羽絨衣可以多多利用，在家的話，也可以用輕薄保暖的羊毛毯替代厚重衣物。
- **暖爐比暖氣好**：對於自律神經失調的人來說，拉升室內溫度會比穿一堆厚重衣服在身上要來得好。暖爐又比暖氣好，因為暖氣所帶來的悶熱感，很容易快速加重胸悶、心悸、暈眩的症狀。
- **電毯、暖暖包**：這兩個是好物，但是小心不要燙傷！
- **穿襪子**：有些人不知怎麼就是在家不喜歡穿襪子，請記得，腳暖身體就暖，去買幾雙毛襪吧！這一點，我相信中醫是很贊同的，我還記得中醫對我耳提面命，腳、腿都不能冷到，我甚至連夏天穿短褲都被念了。

季節交替

當天氣比較穩定的呈現某一種型態，我們就比較容易發展出對應的方法去應付它。換季就比較難纏了，忽冷忽熱、溫差大、氣壓和濕度也變來變去，尚未恢復調適能力的自律神經更是吃不消，疲於應付天氣的情況下，自律神經的功能就很容易大故障而出現比較嚴重的病情起伏。我們能做的就是不要讓心裡跟著七上八下，惶恐不安的心對自律神經來說，刺激與傷害都更大。換句話說，**不要讓自律神經在忙於應付天氣的時候，還要應付你的情緒**。

每次一變天，我的私訊中就會有如雪片般飛來的詢問，「是不是我的病情退步了」、「是不是藥沒有用」、「我是不是又要重頭來過」、「這幾天我都有吃抗焦慮藥物，會不會變成一直都要吃」。

後來我發現，說道理不見得能讓人安心，但很神奇地，許多人卻在看到下面這句話後，就立即表示鬆了一口氣，哪句話呢？

「**大家都是這樣的，不是只有你。**」

彷彿這句話能把人從孤島上救出，從此不再是只有我最慘。好吧！既然這樣，穩定心情最重要，我就強調一下，真的不是只有你在這些天很不舒服，自律神經失調的大家都一樣。如果你覺得有必要，可以把這句話寫在自己看得到的地方，提醒自己，就不會驚慌失措了。

為自己的不舒服找原因

自律神經失調的特徵是「時好時壞」、「反覆起伏」，這兩個特徵通常都是因為自律神經受到刺激而引起的，即使有接受治療，但「**刺激因素比藥效強力得多**」，所以還是免不了會出現這樣的情況。

「恐懼來自於未知」，當我們不知道身體為什麼出現病情反覆，腦袋裡就會開始瞎猜，情緒就會變得焦慮緊繃，這樣對病情很不好。所以，我們要找出這次病情起伏的原因，知道為什麼不舒服，心就會安定下來，**身體的不舒服也會跟著稍微舒緩下來**，並且以後就知道要避免什麼東西或什麼事情。

有時候，你可能沒意識到自己做了什麼不該做的，可以翻開本書，仔細檢查在**第三部**中，有沒有你最近做過或沒做好的事。如果沒發現有什麼問題，就開始回想最近生活裡有沒有什麼變動？或是心情有沒有變化？有沒有發生什麼事情？如果想半天，實在沒有想出哪裡有問題，那就乾脆「全都推給天氣」吧。

為什麼要推給天氣？因為你再繼續想下去，你的情緒就會變成「執著緊繃」，所以必須停止，但已經花了那麼多時間在想，也不是說停止就停得了的，在心理學中有個名詞叫做「未竟事物」，一件沒有完成的事情，會不由自主地一直掛在你的心裡。所以，推給天氣，算是給自己一個交代，這件事也就完成了。不過，你也不能每次都懶得想就直接推給天氣，畢竟，找出刺激自律神經的問題所在，以後才會特別注意避免重蹈覆轍。

出門或旅遊

身體不舒服的時候，光想到出門就足以使許多讀者發慌了，尤其是在生病前就預定好的旅遊行程，總會讓人不知如何應付，深怕自己在旅遊途中就出狀況，掃了家人的興致。因此，必須出門時該怎麼讓自己不焦慮、不出狀況，就成了在我私訊中經常出現的問題。這裡大約可以分成兩個部分：

❶讓心情穩定放鬆

如果太擔心身體會出狀況，自律神經太緊繃，反而容易讓本來沒事的身體變得有事。當你把事情看得越嚴重、越大條，就越容易恐懼、害怕，所以，我們要盡量「**把事情看得很小、很平常**」。具體怎麼做呢？

在家時，你要「刻意」去感受「放鬆的感覺」，當你坐在家裡沙發時，當你在家裡隨意走動時，都要專注地去感受，坐著很放鬆，走動也很放鬆，將這些感受與動作連結起來，深深地刻印在你的腦海裡。

等到出門時，當你走在路上，你就要從腦海裡提取你在家放鬆走動的回憶，告訴自己：「就跟在家走路一樣的，都是走路，沒事的，很平常。」當你在交通工具上或是在餐廳裡坐著時，你就要從腦海裡提取你在家放鬆坐在沙發上的回憶，告訴自己：「就跟坐在家裡一樣的，都是坐著，沒什麼大不了的。」

當你把在外面的各種行動，都替換成在家裡時相同的行動與感受，你就比較容易放鬆下來了。當你完成一趟出門行程都沒有什麼狀況，你對身體的信心也會增加一些，有助於你之後再出門時讓心情放鬆下來。

❷ 讓身體穩定放鬆

在前面其實已經提過一些出門必備物品，所以這裡就只是再補充一些小方法。

- **隨時隨地做腹式呼吸**：焦慮想法引動的是交感神經，急性發作也是因為交感神經過度興奮。所以，能夠活化副交感神經、安撫交感神經的腹式呼吸就是好東西，而且隨時隨地都可以做。千萬別急性發作了才想到要做，發作得太嚴重時是做不了腹式呼吸的。
- **避開高溫、空氣不好的地方**：保持一點點警覺心，不要太多警覺，不然會焦慮起來，只要一點點注意就好。到一個地方就先評估一下溫度、空氣，如果不理想，別停留太久，盡快換個地方。如果是跟家人朋友一起去，又不能說服他們換地方，那你就時不時藉口離開一下，去找個冷氣比較強的地方，讓自己覺得舒服後再回去。
- **別過度注意身體**：把你的注意力放在與家人朋友的互動上，或是景點風景上，就是別一直注意你的身體。越注意就越擔心，越擔心就越容易不舒服。

漸進式挑戰

我所使用的漸進式挑戰，可以算是認知行為治療中常用的方法「系統減敏感法」的簡易變化版，或可算是《沒事的，我的焦慮怪獸》書中所提到的「漸進暴露法」，我所做的只是簡單的應用，與正規治療是不一樣的。如果你有太巨大的恐懼或焦慮，還是應該要去找諮商心理師或臨床心理師，讓專業人士協助你處理，心理諮商並不是聊聊天而已，心理師會針對你的情況規劃出一套專屬於你的方案與流程，與自律神經失調的治療過程相同的地方是，這不會是一次兩次就見效的事情，要有耐心喔！

進入正題，我之前病情嚴重時，出門對我來說是極為痛苦的事情，連到樓下買早餐都能讓我掙扎猶豫一小時還遲遲出不去。後來開始治療後，病情好轉，我就開始訓練自己。這裡要特別注意，只有你在家裡已經覺得比較舒服，沒有什麼太大的不適，才能開始嘗試，否則，第一次挑戰就失敗的機率很高，你會讓自己增加不必要的挫折感與焦慮。

挑戰開始，我最先從覺得安全的地方開始，出門前先讓自己放鬆下來，做點腹式呼吸，覺得可以了就先搭電梯到樓下大廳，不出大門，在那待一會兒，感覺沒事就回家。幾次之後，覺得到樓下大廳已經變成很隨意輕鬆的事，再挑戰出大門到對面早餐店，幾次之後，覺得到早餐店也已經很輕鬆自在了，就挑戰去巷口的便利商店，起初有點不適，但還在可以忍受的範圍，多試了幾次，直到感覺自在為止。這些當然都不是同一天做的，每天試一次就好。

當心理與身體慢慢適應出去的範圍和時間，以及會遇到的環境刺激，就不那麼容易因此而焦慮或引起病情反覆。只要你能夠慢慢發現以前生病做不到的事情，現在做到了，就能強化心理素質和信心。你會想著「應該沒問題的，之前幾次都成功了，這次應該也沒事」。對你的身體每多一分信心，康復的速度就會增快一分，病情反覆的程度和頻率也都會減少一些。

有的讀者太躁進，還沒會走就想跑，還沒會跑就想飛，才剛適應在家附近走動，就直接出了一趟遠門，這裡講的遠門其實也沒多遠，差不多就是鶯歌到臺北車站的距離，但是對一個剛能在家附近走動的人來說，這個跳躍幅度太大了，果不其然，自律神經就給了他一個教訓。

自律神經失調時，所有的事情都要慢慢來，循序漸進。但，許多讀者在病情好轉的時候都很容易得意忘形，然後就被自律神經教訓了，所以，當你想要毛毛躁躁地冒進時，別忘了有個叫「自律神經」的傢伙，手裡拿著雞毛撢子在盯著你。

這一章節，我提到了一點點心理諮商和心理學的內容，懂得這些知識，在我邁向痊癒的路上幫了不少忙，這也是施醫師說過的，他覺得我能好得比較快，與我念過心理諮商的背景有關。我不是心理師，沒有資格為別人做心理諮商，最多只能把這些心理學的概念簡單應用在生活中，解決一些病人的小事。

本書中，我也提到不少書籍，都是由心理學家、精神科醫師或心理師所寫，裡面也有很多方法可練習，而市面上也有很多應用心理學的書籍，有興趣的話，可以多多閱讀，你也能發展出一些自己的妙方來擴充自己的百寶袋。或者你也可以到「芳喵藏書閣」瀏覽我推薦的相關書籍，我會持續新增能在各方面幫助大家調整自己的好書推薦。

「如果你感到沮喪，表示你活在過去；如果你覺得焦慮，說明你活在未來；如果你平靜泰然，代表你活在當下。」自律神經失調時，簡直是完美地體現了這句話。許多讀者會執著於自己「以前都不會有這些症狀」，也有些想要我給出「確定的康復時間」。然而，不論你對過去還是未來有再多設想或糾結，都對病情沒有幫助，我們真正能控制的，只有「當下」。

PART 4

該怎麼熬過漫長的治療期

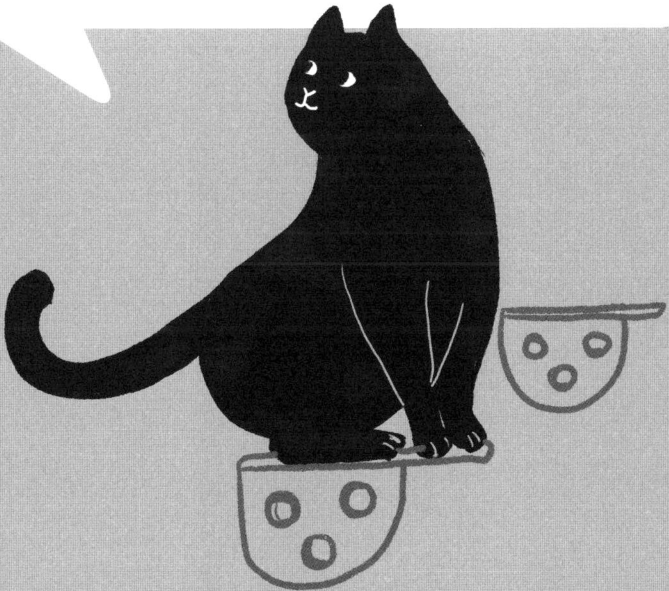

4-1 調整心理狀態很重要

其實這一章的內容，如果要簡單說的話，可以只有一句話：「身為自律神經失調的患者，你一定體驗過情緒很糟時身體會更痛苦吧！所以，為了少受點苦，調整心理狀態就很重要。」呵呵，夠簡單了吧！不過，事情遠沒有這麼簡單。

你想前進還是後退？

想像我們要走過一座橋，起點是目前自律神經很不好的狀態，終點是自律神經很健康的狀態，中間的部分就是自律神經一步一步慢慢變好，總共一百步。如果在走了十步的時候，刺激了自律神經，讓自律神經的狀態變得不好，就相當於我們可能必須倒退五步，如果刺激太大，也有可能退回原點，甚至比原點更後面一點，於是我們本來可以只剩下九十步就走到終點，現在卻變成還有九十五步，或是更多步。

不好的心理狀態和情緒就是一個刺激物，那麼，你是想要前進還是後退呢？你想什麼時候才走到終點？

自己製造的絆腳石

在《正念療癒力》中提到，「真正決定痛苦程度的不是疼痛本身，而是我們如何看待疼痛以及對疼痛的反應」。

心理諮商學派中的理性情緒療法中有個「ABC理論」，正好就是上面那段話所講的概念。A是事件，B是信念，C是情緒與行為的結果。事件本身是中立的，透過我們的信念、價值觀、想法去解讀事件，然後就會產生相對應的情緒與行為。

舉例來說，我的讀者中有兩種明顯相反的族群，一種將自律神經失調視為「禮物」，另一種將自律神經失調視為「厄運」，前者通常比較容易康復，也好得比較快，後者往往比較不容易康復，病情經常是原地打轉。明明是生同一種病，為什麼會有這樣的差別呢？

差別在於兩個族群用截然不同的信念、想法去解讀自律神經失調。前者是把生病想成一個改變的契機，反省自己是怎麼疏於照顧自己才落到今天這種境地的，在改變對待自己的方式的過程中，很多人不光是學會照顧自己，還想通了很多事，有的人換了一個自己真正喜歡的工作，有的人盡力改善了與伴侶、小孩的關係，有的人嘗試自己以前沒有做過的事，他們把人生都變得不一樣了。我自己則是成為了部落客，開啟了一個我以前從沒想過的旅程。

而後者則是把生病想成一件倒楣透頂的事情，身體莫名其妙就壞掉了，自己有多不幸，是被自律神經失調傷害的受害者，自己沒有半點責任。既然他們不覺得自己有責任，當然也就不會做出任何改變，因為他們覺得原來的心理和行為都沒有錯呀！所有的時間和力氣都拿來怨恨、氣憤、咒罵。

你猜猜，這兩種族群，誰的情緒會比較好一點，誰會覺得比較痛苦？誰會一直刺激自律神經？誰會讓自律神經被呵護？

《正念療癒力》認為，「正念讓我們更能看清痛苦的本質，這些心理的苦可能來自於我們自己的錯誤認知、膨脹誇大，或一味渴望事情依照我們的想法進行」。《與焦慮和解》則提到，「焦慮的表現包括開始行動前總是想很多、很容易做出負面的推測、擔心會發生最壞的狀況」。

心理狀態除了會決定你在病中受多少苦之外，還會決定你要採取什麼行動來處理生病的情況。我要說的就是上面提到的「錯誤的認知」、「一味渴望事情依照我們的想法進行」、「想很多」、「負面的推測」、「擔心發生最壞的狀況」，這些就是「絆腳石」，會讓你在自己的康復之路上做出錯誤的決定與選擇。

由於我對精神科沒有什麼偏見或迷思，所以就醫對我來說，從來不是個問題，但這些年太常聽到讀者對我說「謝謝你讓我有勇氣去精神科看醫生」，我才知道走進精神科診所在社會大眾的心裡，原來是這麼困難的一件事。有一位讀者很可愛，他說「我怎麼樣就是走不進去診所，好緊張，你可不可以告訴我要怎麼做」，當時我心裡想著，到底是哪裡有困難？就走進去，坐下，跟醫師說你怎麼了，拿藥，回家，如此而已呀，我想了半天要怎麼回答他，始終沒能想出什麼很厲害的說法，只好平鋪直述地把那個簡單的流程跟他說了，後面補上一句，跟你去內科看感冒是一模一樣的事情，他才恍然大悟。

幾乎所有治療自律神經失調的醫師都會盡可能先穩定病人的睡眠，因為睡眠對自律神經影響巨大，所以如果有睡不好的問題，精神科醫師通常會在初期治療搭配安眠藥或抗焦慮藥物，甚至有的中醫也會建議病人雖然吃中藥，但可以先到精神科拿安眠藥來搭配，由此可見，助眠藥物在某些情況下是有必要的，可是總會有病人擔心吃上癮，怕以後沒有安眠藥會睡不著，於是死撐著不吃，結果睡眠一直穩定不下來，自律神經的狀態當然也就很糟，治療就遇到了卡關。

《搜尋你內心的關鍵字》中提到，「執著是心靈拚命地抓牢某事物，不願意放手；厭惡是心靈拚命地規避某事物，不願意接觸。身體上的痛不是受苦的真正原因，厭惡才是。痛只是一種感覺，而這種感覺衍生出厭惡感，如果心靈認知到這一點，越來越能夠放下厭惡，那麼隨著痛的體驗而來的受苦會大幅減輕」。

《沒事的，我的焦慮怪獸》則說，「如果你習慣當一名解決問題的人，那麼這些充滿壓力的時刻，以及自己無法掌控全局的感覺，絕對會對你造成重大打擊，讓你對於自我的一些看法存疑。這種關於如何看待自我的挑戰，會令人更加緊張不安」。

這兩段話所描述的情況，合起來就是我的一些讀者會出現的情緒與行為模式，我稱為「容錯率太低」。

跟數千位讀者私訊的結果就是我的大腦資料庫相當於受到長期訓練，累積出一種類似基準線的東西，當有人問問題時兜兜繞繞一直圍繞著一件事在打轉的時候，或是語氣變得激動、堅持，我會很快就發現他的焦慮、執著程度遠超過其他讀者。

這些讀者通常喜歡凡事都有「標準答案」、「確定的答案」、「能掌控全局的感覺」、「確保不出錯的做法」或是「一定要按照自己的想法進行」，但偏偏自律神經失調的治療過程有很多「無法確定」、「沒有標準答案」的地方，比如身體能適應哪顆藥？什麼時候會好？哪個症狀會先好？（通常不會是你最在意的症狀先好）這都是沒人知道的事情，這就讓他們的心一直安定不下來，懸在那裡猶如芒刺在背，坐立難安，因為他們「無法掌控全局」、「無法確保不出錯」、「事情沒有按照他們的想法發展」。

先不提那樣的情緒會給自律神經製造多重的負荷，來說說他們為了能夠讓自己得到想要的，會做出什麼事？答案通常就是「頻繁換醫師」、「到處問偏方」，前者會使他們一直得不到穩定的治療，後者會大傷荷包，同時把原本該用來放在日常維護和調整心理狀態的時間、心力都放在找偏方，以及生氣、慌慌不安，反覆地鑽牛角尖。

錯失改變與成長的機會

《正念療癒力》中提到，「症狀通常是身體正在告訴我們體內有些東西已經失去平衡，是體內外失序的外顯訊息。如果我們忽略這些訊息甚至壓抑它們，往後可能衍生更嚴重的問題。此外，這樣的做法會使我們無法學習怎麼聆聽或信任自己的身體」、「正念之道就是接受當下的自己，不論有無病症、疼痛或恐懼。

對於我們不喜歡的經驗不加以排斥，相反地，我們探詢：『這個病症要表達什麼？關於我當下的身體與心靈，它要告訴我什麼呢？』」。

在我摘錄的這兩段話的前面，作者是在說，別一有症狀就立刻吃藥物以緩解症狀，在自律神經失調的部分就是指抗焦慮藥物。許多讀者的心理大約是「症狀就是個敵人，是個讓人無比厭惡的東西，要讓它在最短時間之內消失」，這種對抗的心理會激起交感神經造成緊繃，也容易演變成「過度依賴藥物」的問題，真正可能藥物上癮的，通常都是這一類人，施養賢醫師說，往往不是藥物本身使病人生理上癮，而是心理依賴造成離不開那種藥。

我通常也不建議讀者一有症狀就馬上吃抗焦慮藥物，你會失去探索自己內在的機會，也會失去發展壓力應對策略的機會。失調中的自律神經，不光是對溫度、氣壓、濕度、光線、聲音、味道等等的東西特別敏感，對於你的心理和情緒，它也是非常敏感的，完全就是一個最佳測量儀。

所以，在失調期間，如果你能夠開始回顧過去、思考自己目前的生活、思考你真正想要的是什麼，傾聽身體給你的回答，你會有意想不到的收穫，說不定就是你的人生轉捩點。

某次讀者聚會上，一位讀者說，他原本是朝九晚五的辦公室上班族，生病後，他辭職休養了一小段時間，然後他反覆地在新工作和病情變重之間無限循環，他傾聽身體給他的訊息，似乎只要去做辦公室朝九晚五的工作，身體就抗議，做新工作的心情也不是太美麗，他就開始思考會不會是自己不適合這種型態的工作，若改成時間自由、不坐辦公室的工作呢？於是，他就去做美食外送，結果，他開心多了，身體也沒有抗議。

如果他只是吞一堆抗焦慮藥物緩解掉症狀，然後強迫自己繼續在辦公室朝九晚五，你覺得他會錯過什麼呢？一次「把人生變得開心」的機會。

人生不如意事，十之八九。在我們數十年的生命中，有太多大大小小的風浪。有些讀者雖然是康復了，但只要人生裡出現稍微大點的風浪，就會再度復發。我經營「芳喵隨筆」八年，居然遇過讀者在這八年中復發三四次的。老是有讀者一遇壓力就復發，這也讓我意識到「壓力應對策略」有多重要，它是能保你安康的平安符，但壓力事件不會只有一種，每個人適用的方法也不見得相同，遇到壓力時才上網或看書找辦法是來不及的，在你搞清楚什麼有用之前，可能就已經病倒了，所以，打造自己專屬的「壓力應對策略百寶袋」就十分重要，不管什麼情況，都能快速從百寶袋裡掏出對應的辦法。

壓力管理的策略，不外乎改變想法、改變做法，而在失調期間，自律神經會給你最立即的反饋，你這個想法、做法有沒有用？身體會告訴你，你有沒有感覺到「鬆一口氣」？你有沒有覺得「身體好像輕鬆一點」？仔細觀察自己，你會發現身體真的很誠實。可是，若你遇到壓力只會吞抗焦慮藥物呢？那就會永遠沒辦法累積百寶袋裡的招式，永遠都會一遇到壓力就復發。我有時候會問讀者，你老是一有什麼就病倒，然後又要開始一段辛苦的康復過程，你不累嗎？你不煩嗎？好好地累積百寶袋不好嗎？

其實，心理狀態的重要性不只以上這些，不過寫出來的都是最常見的、最重要的。況且，出版社有規定總字數上限，我無法將所有的內容都鉅細靡遺地寫，如果把這本書搞成像古早中華電信電話簿那麼厚，出版社編輯可能會想宰了我（笑）。

4-2 處理當初引發生病的原因

為什麼需要處理當初引發生病的原因？因為它一定是對你的身心造成了不輕的傷害、負荷，才會使你自律神經失調有些嚴重，你如果不處理，傷害、負荷就會持續存在，就會持續跟治療形成拉鋸戰。這一點應該不難理解，這觀念我宣導多年，近幾年也比較沒有讀者會問為什麼要處理，比較多人問的是「怎麼找當初引發生病的原因」？

造成我健康崩壞的原因

在前面的章節講我自己的故事時提過我是先天性自律神經失調，打從出娘胎的嬰兒時期就不好帶，鬧騰、不睡覺，從小就一堆莫名其妙的症狀，看醫生比我們家上館子吃飯的次數還要頻繁，這是遠在有壓力之前的事情，後來，二〇一二年在診所做壓力事件問卷時，那些顯而易見的壓力事件，在病情嚴重惡化的當時，我一件都沒有。這兩件事加起來，可想而知，我心裡會怎麼認定生病的原因與我之間的關係？那就是，跟我沒關係啊！它本來就是壞掉的！現在只是徹底壞了！

「不是我的錯」這一點似乎是人性，當事情出問題時，大多數人第一時間的反應就是「撇清」、「推卸責任」，誰都不喜歡承認自己犯錯，我也不例外，身體壞掉不是我的責任，這感覺多好，不過那只是一開始的時候。

二〇一五年，施養賢醫師開始為我治療，而我也告訴他我在寫部落格，並且有了一些讀者，他覺得很好，其實施醫師自己也有部落格，只是他都沒時間寫，既然我在寫了，他認為可以藉由我宣導一些衛教觀念，也就悉心指導了起來。當時我對自律神經失調瞭解沒有那麼深，有時候讀者問我的問題，我無法回答，就跑去問施醫師。隨著對自律神經失調的瞭解漸趨深入，我也開始意識到，「我並不是沒有責任的」。雖然我沒有自己製造最初引發生病的原因，但絕對有製造「從有點壞掉到徹底壞」的原因。

自律神經失調到了「你真的覺得自己生病了」的程度時，通常大多數都是長期的某些事情逐漸累積，直到自律神經被壓垮，你才會注意到健康崩盤了。所以要找原因的話，有時候可能需要回顧整個人生，因此，我就開始回顧自己的人生，一一比對那些對身心、對自律神經會造成重負荷的事情。

我學生時期，要工作養活自己，負擔一切生活開銷，還要兼顧學業、交朋友、談戀愛，時間不夠用，反正本來就很難睡著，乾脆節省睡覺時間，還日夜顛倒，離開學校後，又成了工作狂，我太喜歡在一件事情上廢寢忘食的爽度，簡直是上癮了。這樁樁件件都會對身心造成莫大的壓力，雖然年紀太小就有經濟壓力會比大人所承受的要嚴重一點，可我若不做那些揮霍健康的事，整體壓力倒也不會大到哪裡去。比對完之後，我再怎麼不想承認身體是被我自己搞壞的，也不得不承認是我自己的錯。如果沒有這樣惡操身體，我縱使從小有那些莫名其妙的症狀，至少還能好好生活，活蹦亂跳的，不至於走到臥床不起的境地。

為什麼非要承認是自己的錯，就當作不是自己的責任不行嗎？當然不行，如果不承認是我自己的問題，那麼，我還會做什麼改變嗎？都是被外在人事物害的，那力量都在那些人事物手裡，我又怎麼會有力量去扭轉這個我不想要的結果呢？承認是自己的責任，那麼既然是我做錯搞出來的事，表示我是可以左右結局的，只要我做對，就能把「我不想要的處境」變成「我想要的處境」，不是嗎？

在搞清楚原因之後，除了那些日常維護之外，我還調整了人生事項的優先順序，以前我從來沒有把健康放在第一位過，現在它絕對是不可動搖的第一優先。比如之前提過的排行事曆，在比較消耗精力的事情之後，我一定會排一個「喘息時間」，任何人問我那時間有沒有空，我都會說沒空。事情和事情之間，我也會刻意在告一段落時休息一下，讓自己放鬆下來，而不是馬上進行下一件事，把自己逼得喘不過氣來。

幫讀者們找原因

有些讀者在找當初引發生病的原因時，不太順利，他們也沒想到有什麼顯而易見的事情，就來跟我討論，希望我能幫他們找出來。通常陪著他們一起過一遍人生各個層面，還是能找出來的，他們自己找不出來，多半是因為他們沒有認知到某件事情其實是壓力，最常見的反應是：「大家都這樣呀，那是壓力嗎？」

親愛的，大家都這樣，不代表對你來說就不是壓力。比如考試這件事，對自己沒自信、不喜歡讀書的人，就會覺得是超大壓力，但是對於喜歡讀書、對自己超有自信的學霸來說，哪有壓力啊，根本是樂趣好嘛！

有時候也會遇到一種情況，我已經看出來讀者一直在迴避某件事，但是他一直不承認那件事有什麼問題，或是一直避談生活某個領域，這叫「自欺欺人」，甚至有的人會在我問到某件事之前就反覆強調那件事「沒有問題」，這種反應是「此地無銀三百兩」，明明自己已經知道了，只是不願意承認而已。還有一種情況是，整個人生回顧的過程，不管問什麼都直接了當地回我「沒有」，這表示生病的原因可能藏得很深，就不是我可以幫得上忙的了。

上述兩種情況，我都會建議他們去找「諮商心理師」，而不是「臨床心理師」，因為臨床心理師的養成比較著重在病理，預設是在醫院處理精神疾病，比如憂鬱症、躁鬱症、思覺失調症，而不是一般人的心理困擾，諮商心理師的養成則是著重在一般人的心理困擾，比如自我價值低落、人際關係困擾、生涯規劃、自我探索、壓力管理、創傷處理、悲傷處理、個性調整等等。所以，那兩種需要「探索出問題點」、「處理心理潛藏的困擾」的情況，我就比較推薦「諮商心理師」。有時候自己找出問題點了，卻發現不知道要怎麼處理，也可以去找諮商心理師。

可如果是因為自律神經失調而出現自己調適不過來的「莫名焦慮」，沒來由、沒原因的焦慮，或是自己練習卻怎麼樣都沒有辦法放鬆下來，或是有強迫症、慮病症的現象，那麼臨床心理師就比較擅長處理。

當初引發生病的原因，不論你是要自己探查，還是要讓專業人士來幫你，在安全的保護下找出來並且處理掉，總之，這一步，你得踏出去。說明一下「安全保護」的意思，有些人在過往有些創傷，比如童年發生了不好的事情，或是一些不堪回首的往事，始終在心裡是根刺，如果自己回想探查，可能在勾出回憶的時候產生一些不可控的反應或二次傷害，而如果有諮商心理師在旁，藉由專業安全的程序帶你走這個過程，並且在你出現反應的時候，即時處理，就不會產生那些不怎麼好的結果，還能在過程裡進行療癒創傷。

4-3 感覺自己好廢、拖累家人，怎麼辦？

比較重度的自律神經失調病人，常常會在自我價值的方面產生很負面的感覺，覺得自己不事生產、什麼事都做不了，像個廢物，覺得自己拖累了家人。這樣的感覺，我並不陌生，當年的我也曾經有過一段時間是深陷在這種想法和情緒中。

由於我經常宣導「調整心理狀態」的重要性，因此讀者們大多也都很努力想調整，但是一直很難在這件事上找到能轉念處理的方式，一般人會認為，似乎只有好起來才能解決這個難題，可問題是，這樣的情緒卻會讓他們很難好起來，彷彿變成無解了，於是許多人就在私訊中詢問我或是吐苦水。

寒流可以檢驗自己的身體進步到什麼程度，病情反覆可以檢驗自己的應對策略有沒有效果，而自律神經失調的期間可以檢驗跟你一起生活的人是不是真的關愛你。

真正關愛你的家人，會為了你的健康感到擔憂，會為了你的受苦感到心疼。我有許多讀者本身並不是自律神經失調病人，而是病人的父母、子女、伴侶，他們憂心忡忡地與我私訊，從他們的文字間，我可以感受到濃濃的愛與心疼，不知道從何下手幫助他們心愛的人，只能眼睜睜看著對方被病痛折磨，讓他們充滿了無力感。他們從不覺得病人是廢物，更不覺得病人拖累了他們，因為那是他們心愛的家人呀！他們只想知道他們可以怎麼樣幫助家人好起來。甚至有人清楚自己是病人的壓力源，來問我他該如何改變才不會再讓病人感到有壓力，多麼窩心呀！

病人被嫌棄的故事我也聽了不少，拒絕給醫藥費看病的，不給食物的，鬧離婚的，鬧分手的，伴侶因他生病而外遇的，言詞羞辱、冷嘲熱諷的等等，這種傷心事，我就不多說了。沒有血緣關係的伴侶會如此，大概比較容易理解，但有血緣關係的家人也如此，就比較令人心寒了，血濃於水在這種時候就是個笑話，而病人也就不只是「自己感覺」，而是真的被當成廢物，真的被嫌棄拖累家人，處境就嚴峻了些。

處理「感覺自己像廢物，拖累家人」這件事，我們要先把一個重點努力牢記在心：

自律神經失調是可以痊癒的

自律神經失調並不是什麼不治之症，也不是什麼不可逆的疾病，只要你學會怎麼好好照顧自律神經、照顧你的身心靈，把事情都做對做好，搭配上正確的治療，就會好起來。我當初那麼嚴重的病情都能好起來，所以病情嚴重不是問題，我家老母七十多歲了也一樣能好起來，而且她還好得挺快的，所以年紀大也不是問題，既然如此，**有什麼能阻擋你好起來呢？**

之所以要強調這一點，是因為很多需要調整的心理狀態都跟「不知道自己會不會好起來」有關，對於康復沒有信心，才會想那麼多負面的事情，如果你確定自己會好起來，那麼你會想的事情通常就會集中在「我要怎麼執行那些會讓我好起來的事」。也因此，我有機會就會把讀者們在私訊中講的康復感言分享在社群媒體給所有讀者看，幫還沒康復的讀者打氣，強化信心。

有了這個認知，我們就可以來說說怎麼調整心態。

如果你的家人屬於真正關愛你的那一類，家人本應該是彼此相扶持的關係，在有家庭成員需要支援時，就互相幫助、互相照顧。人吃五穀雜糧，哪有不生病的，今天你生病接受了他們的照顧，但是「你會好起來」，難道日後就沒有你照顧他們的時候嗎？難不成當他們需要你照顧的時候，你會嫌棄？我想你病了這麼一回，應該不會這樣想。既然如此，你又何必嫌棄自己？你現在需要想的，就只有感恩他們的付出，以及為了報答他們，認真學會照顧自己的自律神經，盡快好起來。但也別因此變得過度心急，這樣又會衍生出另一個需要解決的問題唷！按部就班，一步一步來就可以了。

從另一個角度想，你平常是不是習慣了獨立、堅強、不依賴別人？經常做那個被別人依賴、照顧別人、幫助別人的人？所以當你無法繼續扮演這個角色時，負罪感就很重？不知你是否想過，「太過於靠自己」可能是你自律神經失調的原因之一？因為你把自己搞得太累了，肩上的擔子從沒輕過。或許你可以從現在開始練習「允許自己也是可以接受別人幫助和照顧的」，被照顧要感覺幸福、感覺被愛，而不是給自己貼上無能、失敗的標籤。人要懂得接受別人的幫助，才不會活得太辛苦，才不會逼死自己。

如果你的家人並非屬於真正關愛你的那一類，出現了前面提到過的故事情節，又要怎麼辦呢？如果你能尋求外援，幫助你離開他們，或是自己還有點存款可以走人，那就放手去做吧！如果你沒有外援可找，自己也沒存款，那就只好修煉左耳進、右耳出的功力，盡量別讓他們影響到你，對於不是真正愛護你的人，其實不用把他們放在心上，更不用因為他們而為難了自己，誰都可能會有陷入困境的時候，這只是一時的，不代表你就是廢物，重要的是「**你能不能從困境裡爬出來**」，當你爬出來的時候，活脫脫就是一個勵志故事的主人翁，又怎麼會是廢物呢？如果你無法想像，那就想想我吧！讀者們都說我的故事很勵志呢！沒人覺得我是廢物呀！

4-4 如何處理失控的焦慮

焦慮是自律神經失調的症狀之一，並且因為自律神經失調實際上在健保是沒有疾病代號的，所以許多醫師給病人的診斷會是焦慮症，而不是自律神經失調，不過這兩者也不用分得那麼清楚，反正都是跟自律神經的狀態有關，不管在治療上還是日常維護、心理狀態調整，做為病人，該知道的、該做的事情都是一樣的。

有別於一般市面上討論焦慮的書籍，我們這裡要說的「焦慮」，不是一般人正常的焦慮情緒，而是生病中，大腦運作不順利而產生的異常焦慮，你可以回想生病之前和之後，焦慮的程度是否差異很大？

在自律神經失調到了可稱為「病症」的程度時，我們要面對的焦慮有很多種類型：

❶有原因的焦慮：你明確知道你為什麼而焦慮。這有兩種情況，一種是本身個性就容易緊張焦慮，另一種是本身個性不容易緊張焦慮，失調後才變得經常緊張焦慮。

❷沒原因的焦慮：根本不知道自己為何緊張焦慮，突然就這樣了。這也有兩種情況，一種是真的沒有

事情讓你擔心，只是自律神經受到刺激的反應，另一種是你其實有因為某事而緊繃，只是你沒意識到那件事對你而言是壓力。

不論哪一種焦慮在失調的時候都很容易演變成「失控的焦慮」，也就是明知道自己的擔心不合理，都是些胡思亂想，可偏偏就是停不下來，也無法說服自己轉念，或是沒有需要擔心的事情，卻坐不住，一直很焦躁。這樣的情況，如果你經濟能力寬裕，可以去找諮商心理師或臨床心理師，都可以幫助你處理。尤其是本身個性就容易緊張焦慮的人，最好是藉助專業來調整一下個性，不然你這個特質會猶如不定時炸彈一樣，康復之後還是可能因為長期緊繃而威脅到自律神經的健康。如果你經濟能力無法承擔做心理諮商的開銷，那麼就只能自己努力了。

當焦慮已經失控到不是你跟自己理性對話可以解決的時候，讓自己持續沉溺在那些不理性想法裡，對病情很不好，你的日子也會很不好過。在《搜尋你內心的關鍵字》中提到，「不要餵養怪獸」，怪獸是指負面情緒，不要繼續餵養負面想法給情緒怪獸，如果你不再去想，就會發現負面情緒因缺乏燃料而逐漸消退。失調時，要完全消退可能有點困難，但是至少會比你一直餵養使得負面情緒節節升高要好得多。

所以，如果你無法去找心理師，那麼轉移注意力就是個好辦法，既可打斷自己的不理性思考，也可將注意力從焦慮反應中移開，我常講「凡是被你關注的，都會被你放大」，焦慮反應是這樣，身上的其他自律神經失調症狀也是這樣，你越注意就感覺越嚴重。這些年，我的讀者們都很熟悉「轉移注意力」，因為我在文章裡講，在私訊裡也講，所以，他們大多都已經實驗出適合自己的轉移注意力的方法。

由於我實在是不想去翻那數千位讀者的對話記錄，統計每種轉移注意力的方法有多少人用，所以，在寫這個章節的前幾天，就發了一個調查問卷請讀者們填寫，我列出了幾種常聽到讀者們提起的方法，如果剛好是他們採用的方法就投票，另外也請他們分享自己的獨家妙方。因為時間短暫，投票的人數不算多，不過也可以看出趨勢。

在做這個問卷之前，「追劇」就已經是讀者們公認的最佳選項，不過，電視劇的類型要慎選，太激烈火爆的、太血腥的、太悲情的，都很容易引起身體的不舒服。「畫畫」這個選項很少人選，這的確很因人而異，我記得當年我嘗試流行一時的著色繪本，據說可以靜心，結果我一點都沒靜心，當時網路上流傳的一部短片是拍一個人正在著色，沒多久他就突然用彩色鉛筆在著色紙上非常暴力地亂塗，然後一把抓起那張紙，揉成一坨廢紙，丟進垃圾桶。嗯~我差不多就是這樣的，著色沒多久就爆氣。所以，畫畫不適合我。

每個人擅長或喜歡的東西不同，因此轉移注意力的方法，我們需要多方實驗，找出最適合自己、最有效果的幾種方法，輪替著用，免得一種方法用久了，或許會出現失效的時候，因為太膩了。你可以從讀者們

轉移注意力方式的問卷調查結果

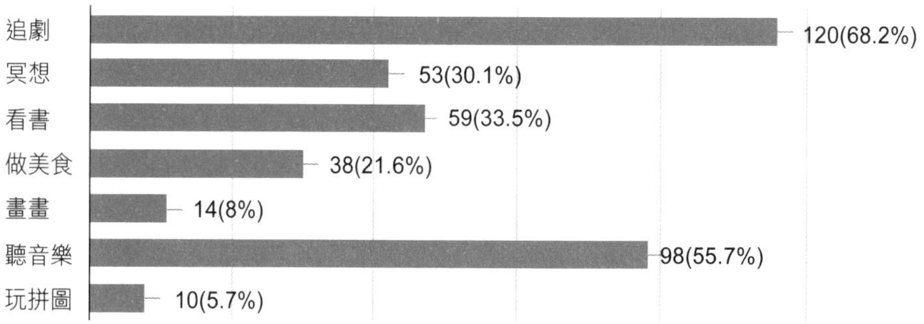

提供的方法中找一些來實驗看看對自己有沒有效。接著，我就來整理讀者們提供的獨家妙方，因為有些人填寫的答案剛好一樣，因此，統計之後還是有票數多寡，就從高到低排列。

從表❸這十九個兩票以上的方法中，有些很有趣的選項。我沒想到，看我的文章也能當成轉移注意力的方法，通常讀者們都說是用來轉念、安撫自己的呀！難道是因為專心看的關係嗎？購物、滑手機也很妙，可能是因為我從沒覺得這兩件事能讓我集中注意力吧！

另外，還有一些只有一票的方法，沒有人與之相同，那真稱得上「獨家」了。有的方法後面我會附上點評。

- 看A片（認真）：這位讀者後來在臉書粉絲團跟我討論了一下他那「認真」兩字的意思，的確是有研究指出看A片能紓壓，但是，沒誰會單純看A片而不做一下手指運動吧！所以這個方法要謹慎服用，因為有些男性讀者在手指運動當下或結束時，樂極生悲，交感神經被刺激了。
- 看綜藝節目、聽 Podcast：與追劇類似。
- 自我對話（正向思考）：如果是在「失控焦慮狀態」，可能會有點難進行。
- 露營
- 聽頌缽／脈輪音樂
- 聞百靈油：實在太奇葩了，我也很喜歡百靈油的味道，但沒想過這樣的用途。

表 ❸ / 轉移注意力的方法

運動（請注意挑選能調息的溫和運動，對自律神經有益無害）	22 票
和能夠真心自在相處，不必虛應附和的人聊天、逛街	14 票
看經文、聽講道、聽正念課程、誦經念佛、讀聖經、聽詩歌	10 票
離開原本空間或走出室外散步	9 票
玩手機遊戲、打電動	6 票
吃美食	5 票
練習呼吸、專注呼吸	5 票
做家事	5 票
開車兜風、旅遊	4 票
睡覺	4 票
跟寵物玩	3 票
點香氛精油	3 票
看芳喵的文章讓自己安心	3 票
唱歌	2 票
滑手機	2 票
烘焙	2 票
縫紉	2 票
購物	2 票
看漫畫	2 票

- 接納不舒服就不舒服，反而不會再糾結：非常好，我也希望大家能做到，不要跟身體對抗會比較放鬆。不過這是轉念的一種，比較不屬於轉移注意力。
- 去便利商店找熟識的店員聊天，順便買即期品回家吃
- 想像那些想法飄走：這也很棒，感覺有些熟悉，似乎是歐林六書中《創造金錢：吸引豐盛與人生志業的教導》的「移除否定想法的想像練習」。
- 看ＩＧ的可愛小狗短影片及風景短影片
- 打毛線
- 從事自己熱愛的休閒活動
- 規劃待辦事項
- 洗澡
- 罵小孩：哈哈！這是做媽才有的好處。
- 每天告訴自己，自己是最棒的：這可能屬於轉念或改善自我感覺，轉移注意力的效果可能比較弱。
- 泡澡、泡腳
- 聽一些符合當下情緒的歌，然後把裡面最有感覺的一段歌詞抄下來，一方面可以用抄寫來轉移注意力，一方面算是當作一個心情日記，提供未來自我觀察的資料（這招可能有建立錯誤連結的風險，請斟酌服用）：手寫字能靜心是有科學根據的，不過，抄寫的內容的確要注意別引起更不好的情緒。

• 植栽
• 做陶瓷
• 練琴
• 到公園看小朋友玩耍
• 想想醫師叮嚀的話
• 擦擦乳液讓自己香香的
• 家裡樓下社區花園逛逛是一個不錯的選擇（請避開三八婆媽八卦時間或者避開此類區域。因為真的不只耗體力還耗腦力，只想就地往生）：我的嘴角失守了，太好笑，不過他說的是真的，跟不對的人聊天，身心都不愉快，更何況是禁不起消耗的身體。
• 一、閉眼睛；二、轉手指（每一根轉二十圈，不能碰到，碰到重來）：這種小活動不但需要集中注意力，還可以訓練肢體協調能力。
• 工作：要注意別過勞。

以上所有的方法，你都可以試試，看看哪個最好用，說不定你也可以從中聯想到其他能做的事。

4-5 你也有「獨處困難症」嗎？

獨處困難症是我自己想出來的名詞，指的是一個人獨處的時候，會覺得孤單、害怕、落落寡歡、鬱悶、焦慮，不知道要做什麼好，一直想找人講話，沒有人陪就焦躁不安，沒有人理就覺得空虛、寂寞、覺得冷。

有些讀者有「獨處困難症」，大致上可以分為三大類：

- 害怕一個人在家。
- 只要一個人在家就覺得必須找件事情做。
- 極度想得到別人的關懷。

爲什麼會有「獨處困難症」？

讀者們來找我私訊的部分原因是調整心理狀態不順利，或不知從何下手調適，我通常會先從問問題開始：「你為什麼會害怕一個人在家？」「一個人在家會發生什麼事嗎？」「不找件事情做會怎麼樣呢？」「為什麼一定要別人關心你？」解決問題時，先找出「為什麼會出現問題」，這樣會比較清楚要從何處下手。

自律神經失調是個「很孤單」的疾病

我在辦讀者聚會的時候，通常會寫個聚會記錄，附上一張合照，放在網站上讓其他讀者瞭解聚會上我們都聊了些什麼，有什麼可以讓他們利用的經驗。這張「合照」在一般人眼裡大概會覺得很怪異，因為會有超過一半的人，臉上有馬賽克或一個貓臉擋住他們的尊容。

在今天這已經是「自律神經失調」滿網路飛的時代，許多人都聽過「自律神經失調」，但多數人卻因為那些網路資訊而覺得「這不過是個亞健康狀態，誰沒有一點失調的問題，根本不是病」、「做運動，早睡早起就好了啊」、「不要想太多就沒事了」，又或者是沒注意過這類資訊，直覺就是「神經病」、「腦子有病」。這些「一句話惹毛病人」的普羅大眾，同時也可能是病人的家人親戚、朋友、同事、上司，於是病人就變得難以啟齒告訴別人自己有自律神經失調，在身體不舒服的時候還要費力跟人解釋，實在太難了，而且在解釋之前，恐怕就已經一肚子火了，如果解釋的時候，對方還不以為然，就更火上澆油，但讓情緒爆炸可不是什麼好主意，所以超過半數的讀者通常都會隱匿病情，不希望別人知道他們生病，這就是照片上馬賽克的由來。

無處可講，沒有地方吐苦水，啞巴吃黃蓮，有苦說不出，這是多麼孤單的感覺啊！而「孤單感」就會讓人很難「獨處」，因為生病中一個人的時候，孤單的感覺會乘上數倍，非常難受。這也是我為什麼要辦讀者聚會，以及為什麼要寫聚會記錄，就是為了讓讀者們覺得「不是只有自己一個人，不是沒有人懂我正在經歷什麼」，聚會時，每當講到大家都有的情況，你來我往的「對！就是這樣！」臉上那副「終於有人懂我」的表情，藏都藏不住。

或許你會想「不是都有看醫生嗎？醫生懂啊！」別說多數醫師都不擅言詞，就是善於言詞的醫師，也只能想像病人的症狀，卻無法懂病人真正的感受，除非他自己曾經是同樣程度的自律神經失調病人。所以，在病人的心裡，恐怕只有另一個病人能懂他的感覺，並且是跟他差不多症狀的病人，在社群或社團中，經常會看到有人問「有誰有這個症狀的嗎？」想知道別人是否有緩解症狀的辦法是表面原因，更深層的原因可能還是「想感覺到自己不孤單」。

自律神經失調是個很容易讓人感覺「無助」的疾病

失調後，突然之間，對生活失去了掌控感，因為你不知道什麼時候會來個急性大發作，打亂你原本的安排，甚至不敢跟人保證一定可以在預定的會面中出現。突然之間，對身體失去了掌控感，第一次體驗到身體完全不歸你管，它想怎樣就怎樣了，這也是為什麼有人會過度依賴抗焦慮藥物，一有點不舒服就立刻吞藥，一顆不夠就兩顆，兩顆不夠就三顆，除了症狀讓他很痛苦之外，更深層的原因或許是因為失去了對身體的掌控感，讓他覺得很「慌」，為了壓下這股「慌」的感覺，必須想辦法立刻拿回一點掌控感，而抗焦慮藥物就是最快、最省事的方式，但卻不是長久之計啊，而且這樣「濫用」容易有上癮的風險。

在我自己的故事裡提到過，從小到大，不管是家裡還是外面，到處都有我路倒的記憶，幾十年累積下來，這次數多到我都懶得數了，每一次路倒，我都會經歷一次「徹底失去對身體的掌控」的感覺，自二〇一一年開始，病情急速惡化，路倒的頻率更是來到歷史新高峰，頻繁地路倒和後來的臥病在床，讓我在生活上及身體上的掌控感趨近於零，幾乎沒有我能控制的東西，連好好吃飯、睡覺都不能，想盡辦法也改變不了什麼，旁人也幫不了什麼忙，便產生了嚴重的「無助感」。

寫到這裡，讓我想起經常在私訊裡看到讀者使用「你幫幫我，救救我好嗎」這類哀求性質的用詞，每次看到都覺得他們的話語之間瀰漫了濃濃的「無助感」，如果是面對面，我大概會給他們一個大大的擁抱以示安慰。

自律神經失調會放大內心深層的恐懼

生病之前，我們通常都很忙碌，忙著工作、忙著交際應酬、忙著照顧小孩、忙著處理家務、忙著跟自己嗜好興趣有關的事，我們的心思很少有時間停下來關注在自己身上，或者說自己的內心。

自律神經失調後，可能是沒辦法做那些原先讓我們忙碌的事，或是症狀的關係，注意力開始回到自己身上，也可能是內心深處潛意識與我們的意識之間的屏障因為生病而變薄了，潛藏在深層的某些東西開始浮上檯面。

在私訊中很常看到讀者說「我以前不是這樣的」、「我好像變了一個人」，而他們覺得自己「變了」的事情都不太相同，有的人是害怕獨處需要有人在身邊，有的人是不忙碌就很慌，有的人是特別希望得到別人的關懷，有的人是很不習慣什麼事都焦慮，有的人是誇張地反覆檢查自己的身體指數，比如血糖、血壓、心跳……等等，太多了，無法一一列舉。同樣是變了一個人，但變的地方卻不盡相同，可能是因為注意力回到自己身上加上自律神經失調中的焦慮症狀似乎放大了每個患者原本內心深處的某種恐懼，於是對特定事物產生了難以忽略的病態焦慮。

在《放輕鬆，不焦慮》中提到「很多時候，焦慮來自於我們對資訊、壓力的錯誤解讀。大腦的認知模式，我們通常不會察覺到的，因為這是一個太自動、太習慣成自然地反應，以致於我們很容易忽略，但是為了解決焦慮與壓力的不適感，我們應該要學習察覺自己的認知模式」。換句話說，我們要找出到底是哪裡解讀錯了，才能從根源解決焦慮與恐懼。

如何面對「獨處困難症」？

因為自律神經失調而可能有大把時間是自己一個人在家的情況，老是在害怕、焦慮的狀態下熬到有人出現，這也不是辦法呀！所以，根據上面說的三個原因，我們來想想可以怎麼做。

方法一▼跟自己做好朋友

處理孤單感，大家第一個念頭都是「向外尋求」，就像讀者找我私訊，參加讀者聚會，流連在各種自律神經失調的社群、社團，找家人朋友聊天。但這種方式有個缺點，萬一找不到人說話呢？有的讀者沒什麼朋友，或是能找的人都剛好在忙，又或是被你找的次數太多了，聽你吐苦水都聽到有點厭煩了，來來去去就那些事。我反正每天都聽倒還無所謂，但你的朋友可能不行，而我也不是二十四小時在線，就算二十四小時在線，也無法應付那麼多人同時想跟我訴苦，所以你一定會有必須面對自己的時候。

作家李欣頻說：「你無法透過外在行為來轉移你內在孤單的感覺。」許多人只要一得面對自己，就想逃開，趕緊想點事情來做，趕快去找個人說話。

「停止向外尋找，開始向內覺察」，開始跟你自己做好朋友吧！跟自己聊聊天，你真的很瞭解自己嗎？恐怕沒有很瞭解，非常多的讀者在花時間探索、覺察自己之後，都會有些驚人的發現，這種感覺很新奇，真的像交朋友一樣，慢慢深入瞭解一個人，只是這次的「這個人」，是自己。

當你獨處的時候，「不要逃」！「不要再向外看，練習向內看」，有意識地觀察你自己的感覺、正在飄蕩的思想，花時間去認識自己，「不要從別人的嘴裡定義自己」，現在，你正在生病，你的感覺是什麼？你怎麼看自己？你要怎麼解決這個難題，你應該發展什麼樣的人格特質？多點耐性？多點從容？多點堅強？還是多點勇氣承認自己也有脆弱的時候？少點無謂的執著？少點疑心病？少點三心二意？該怎麼對待自己？多點寬容？多點溫柔？多點呵護？少點責備？

自律神經失調多半跟你怎麼對待自己有關，所以，病了就要檢視，要知錯能改，對自己太苛刻了？對自己太嚴厲了？還是從來沒有好好陪伴自己？沒有給自己溫暖？沒有給自己鼓勵？沒有給自己信心？瞧不起自己？

特別說明一下，檢視自己≠責備自己，你可以看到需要改進的地方，直接決定要如何做，這是檢視，如果你看到需要改進的地方，卻開始罵自己「愚蠢」、「幼稚」、「失敗者」等等人身攻擊的字眼，這是責備。兩者所引發的情緒完全相反。

慢慢地，你會因為自我對話而與自己的親密感大增，你不會再覺得孤單，不會再害怕自己一個人，因為「你是你自己最好的朋友」，你永遠都隨時可以跟自己聊天，永遠都隨時可以陪伴自己，獨處會成為一件很享受的事情。

方法二▼找回一點掌控感

當年，我大多數時間都是一個人在家，那種毫無掌控感的感覺實在不好受，太無助了，所以我也問了自己一個問題，「為什麼要害怕自己一個人在家」，我腦海中浮現的第一個也是最明顯的答案是「萬一我突然變得更痛苦，沒有人救我」。這只是在探究自己的深層想法，所以「沒有邏輯」是正常的，打個電話就能叫救護車了，怎麼會沒有人救我，出現這個答案的時候，自己都想翻白眼了。

於是，我就思考了一下身邊有人、沒人的差別，得出三個事實：

①就算我老公在家，我的痛苦也不會因此減輕。

②只要把手機放在觸手可及的地方，就算急性發作也能自己叫救護車去急診

③去急診也不過就是給強力鎮定劑、肌肉鬆弛劑，直接把我放倒一兩個小時，實際上也沒什麼用處。

從此以後，我就不再關注身邊有沒有人，而是以一個人為前提去思考「該怎麼樣照顧自己」、「還有沒有我可以掌控、做到的事情」？在《沒事的，我的焦慮怪獸》中有則寧靜祈禱文：

請賜我寧靜的心去接受我無法改變的事；
賜我勇氣，去改變我能改變的事；
賜我智慧，以分辨兩者的不同。

「改變」兩個字也可以更換為「控制」。以自律神經失調為例，什麼是我們無法改變的，什麼是可以改變的？

- 我們無法改變（控制）的事情：自律神經失調會不會馬上好、什麼時候可以睡著、什麼時候可以恢復正常工作、我最在意的症狀有沒有最先消失、別人會不會關心我……等等。許多人異常執著在這些事情上，在交談中，我都可以感受到一種近乎抓狂、崩潰的味道，當你堅持要掌控一些根本不能

控制的事情時，肯定不會如你所願，加上失調時情緒本來就比較容易變得強烈，可想而知會演變成什麼結果。

- 我們可以改變（控制）的事情：用什麼心態面對自己的病情、如何飲食忌口、怎麼避免刺激自律神經、做點能讓自己心情好的事情……等等。這就是我們「找回一點掌控感」可以施力的地方。

自律神經失調是我們沒有善待自己身心所導致的結果，所以，除了日常維護之外，我每天都會問自己：「今天我能做些什麼來呵護我的身心？」「現在我能做點什麼事情來讓自己心情好？」由於思考的方向不同了，我的焦點就會從「我做不了的事情」轉移到「我能做的事情」，感覺也會從「毫無掌控感」轉為「有點掌控感」，那種無助的心情就會漸漸淡化。

方法三▼練習自我覺察，找出自己深層的恐懼

其實這一項，最好的方式是去找諮商心理師，用專業的方式探索自己，找出深層的恐懼或焦慮，有的人有生存焦慮，有的人有自我價值感低落的問題，有的人有童年創傷，有的人有情感創傷，有的人有被遺棄的創傷，有的人有被霸凌的創傷……等等，每一種過去一直沒有正視過的問題，或是以為時間會治癒一切而放著沒處理的事情，事實上，都會在潛意識默默地影響你的一言一行、一舉一動。

我的讀者們、朋友們，甚至是親戚們中，有不少人認為我很堅強，非常冷靜，超級有自信，不過，以

前的我，可以說跟大家以為的這個形象完全相反，小時候的我，極度自卑，一點也不堅強，遇事只想逃，懦弱畏縮，有一段不算短的時間被霸凌，每天都在恐懼、焦慮中度過，一個人的時候經常痛哭失聲，而且只要一有人兇我，尤其是長輩或權威人士，我就會腦袋一片空白，一點都不冷靜。

後來，我花了很多年在處理這些問題，最初的那些年，我以為我處理了，我練習堅強，練習冷靜，持續地鍛鍊我的心智，不斷地在各方面拚命地證明自己，「拚命」不是比喻，是字面上的意思，就是不要命的那種做法，不惜對自己嚴酷苛待，只是為了感覺自己有能力、有價值，以此來建立自信。這些當然是歪路，而且明顯矯枉過正，結果就是比較親密的朋友們覺得我太好勝、太逞強。

當我出社會多年後又回到大學念了心理諮商，學會了很多方法、心理學理論、諮商理論以及自我覺察的練習，加上老師給的作業也是讓我們回顧自己的人生，分析自己的過去，我才發現了很多以前沒看見的問題。儘管我以為建立了自信，自我覺察時卻仍然察覺到隱隱的有股不相信自己的感覺。每當被稱讚，總是會覺得心虛，好像自己不配，實際上沒有別人說的那麼好，跟表層上那種志得意滿的感覺，形成一種很衝突的情況；或許也可稱為「因自卑而自大」，用自大來掩飾內心的自卑。這種表現不恰當的情況經過我家老妹反覆地耳提面命，搭配處理調整之後，現在好多了。

感情上也發現了很大的問題，我有一些模式來自於童年那些被孤立、被欺負、感覺沒有人愛我的經驗。於是，我的感情史大多有「兩年魔咒」，最多兩年就會分手，直到我解決了心理深層的問題之後，才有了現在穩定的感情，已經邁入第十五年。在交友方面，也出現一些問題，比如我無法拒絕別人，搞得自己過度消耗透支，直到重新整理自己，重建自我，才真正能為自己著想，畫出界線。

「時間會治癒一切」真的是句有點害人的話。時間並不能處理所有事，你只是把它藏到內心看不到的地方而已，但這卻會影響你人生相關層面的決定與表現，甚至影響你的健康。而在自律神經失調時，它就會開始蠢蠢欲動，你可以當成這是一個訊號，「是時候來處理它了」。在我病得比較重的那幾年，反正也做不了其他事，閒得很，正好可以靜下來處理這些內心問題；剛好那時嚴重的孤單感喚起了殘存未處理的童年創傷，很輕易地就能把那些藏得很深的、以前不想面對的問題給拉上檯面，所以在那時的處理進度最快，也是在那時終於完成自我的療癒與重建。

有本書叫《一個人的療癒：真正的放下，是你不介意再度提起》，「不介意再提起」是一個很好的檢視方式。朋友們或讀者們在跟我面對面聊天時，聊到過去那些讓我很受傷的事，他們覺得我好像在講別人的故事，那正是因為「我確實已經療癒了那些創傷，我真正的放下了，不介意再提起，即使再提起也已經不會有什麼特別的情緒」。你也可以用這種方式看看自己是不是真的已經放下了。

在《一流的人如何駕馭自我》書中說道：「英國普雷斯頓中央蘭卡夏大學的研究人員發覺，許多體現了不屈不撓衝勁的表現優異人士，早年都遭遇過所謂的創傷，亦即逆境與困頓。由這些研究的總體成果歸結出來的一句話，如今愈來愈多人琅琅上口：『天分少不了創傷』。」

所以，創傷可以是不幸，也可以是幸運，你可以因為創傷而把自己當受害者，自怨自艾，一蹶不振，但除了痛苦、憤怒、失敗，你得不到半點好處。你也可以因為創傷而把自己變成不屈不撓有衝勁的人，表現得比別人更好，讓創傷成為你成長的踏腳石，成為你之所以是你的一部分，而不是你的痛處、你逃避的對象。

處理內心深層的問題，首選是去做心理諮商，如果經濟能力不允許，那麼退而求其次的方法，就是「看書」！多看一點應用心理學的書，比如前面提到的《一個人的療癒：真正的放下，是你不介意再度提起》，你可以去瀏覽網路書店或實體書店這些心理相關的書，哪本書最能觸動你，或許你就有相關的問題需要處理。

4-6 不知何時會康復？請先這麼想

在讀者私訊中，「不知何時會康復」的焦慮非常容易出現，每天至少會出現一次，這個問題，當年的我也出現過，所以，我非常瞭解這是怎樣的感覺，長路漫漫，什麼時候才是個頭啊？

活在當下

彭于晏曾在社群媒體上引用了一句英文格言：「如果你感到沮喪，表示你活在過去；如果你覺得焦慮，說明你活在未來；如果你平靜泰然，代表你活在當下。」自律神經失調時，簡直是完美地體現了這句話。

「什麼時候我才能跟以前一樣？我好懷念以前啊！」這是活在過去，會讓你感覺挫折、沮喪、低落，甚至生氣，「還要多久才會好？一年？兩年？會不會根本就好不了？」這是活在未來，會讓你擔憂、焦慮、恐懼。這些想法越想就越難過，心理上難過，身體被情緒影響到，身體也更難過。這種流程，我以前也有過，很快地，我就發現這實在不是什麼好行為，除了讓我更難以度日之外，沒有半點好處。因此，我開始試著實驗哪種想法會讓我好過一點。

不去想過去，不管過去怎麼樣，跟現在的我都沒有關係，過去的我不等於現在的我。有的讀者會執著一個還蠻奇怪的點，「我以前都不會有這些症狀，為什麼現在身體變成這樣，這樣不對啊」，親愛的，身體不是一個恆定不變的東西，隨著時間推進，你會老，如果你熬夜，你會有黑眼圈，如果你吃太多，你會肥，如果你沒有好好照顧身心，你就會得到現在的一堆症狀。別再糾結你過去怎麼樣，沒有幫助。

也別去想未來怎麼樣，前一章說過，別去管你不能控制的事情，什麼時候會好，顯然就是一件你不能控制的事情。我不去管未來的事，我只要知道「會好」，句點，結束。

我真正能控制的只有「當下」，「當下我能做什麼讓自己好過一點」、「當下我能做什麼確保是對痊癒有用的事」，我現在的作為決定了我會得到什麼樣的未來，所以，我的焦點就一直保持在「當下」。剛開始練習的時候，我甚至用了一個比較極端的想法，「就當作不會好了，我就這樣與它和平共處」，現在我要搞清楚該怎麼跟它相處，這個方法其實也有不少讀者使用，看起來「消極」，但事實上能讓我們感覺鬆一口氣，這是很奇妙的心理作用，只有你不在意了，才能真正放鬆下來。這種看似矛盾的事情還包括了「慢慢來才最快」，你可以實驗看看。

別給自己設定期限

許多讀者想要我給出「確定的康復時間」，除了想讓自己安心，更多的是想要給自己「設定一個期限」，什麼時候就該好了，什麼時候一定要好。有些讀者認真看了我的文章，發現我有一句話說「讀者們平均約為一至兩年會康復」，於是他們就給自己設定了「一年」的期限，一年時間到了，就氣急敗壞地來問我，一年了，為什麼沒好?我只好充滿愛心地「提醒」他們，那句話裡重點是「平均」兩個字，這只是個觀察，不是說你一定就能在一年內康復呀!而且這句話有個很重要的前提，那就是「你得認真做日常維護，認真調整心理狀態」，才有機會進入那個平均值的範圍。

有的讀者也會拿我的痊癒時間九個月當成自己的期限，而這正是我的主治醫師千交代萬交代的，「別讓讀者拿我做標準，萬一沒有成功，會增加不必要的挫折和沮喪」，果不其然，這樣做的讀者很多都在九個月沒康復的時候就很沮喪，而且都因為這時間太短，使得他們給自己增加了太多壓力。

認真做好日常維護、調整心理狀態，這些是我們可以努力的事情，但是，九個月好，一年好，這不是我們努力就可以做到的事情。這不是新年定目標，一定要設下期限，別把成功學的那套方法套用到恢復健康這件事情上，這樣做，除了給自己增加無限壓力，搞得自律神經更緊繃之外，對病情沒有任何好處。

慶賀你的進步

因為自律神經失調通常會讓患者變成金魚腦，記性很差，所以，我通常只會提醒讀者要把焦點放在「我已經進步了多少」上面，而不是「什麼時候才會康復」。有些讀者因為記不得自己的進步而做了一點小筆記，記錄自己每天的情況，著重在進步的部分，「今天雖然還有XX症狀，但是減輕了一點」、「今天輕鬆很多，XX症狀消失了」、「今天病情反覆了，不過沒有之前那麼嚴重」，一段時間之後回顧，就會發現每次病情反覆的程度越來越減輕，或是病情反覆的天數越來越少，或是狀況好的時間變多了。

把焦點放在這些進步的地方，你就會越來越有信心，有一天一定會好，慶賀你的每一個進步，讓自己心情好，讓自己感覺有希望，「你開心，自律神經就開心」，這是正向循環，會加速你康復的速度，雖然仍然不能確定什麼時候會好，但，這樣就夠了。

4-7 緩解日常病痛的小技巧

每天面對各種症狀是很難熬的事情，痛苦不說，還在生活上造成很多困擾，時間長了，很容易會覺得厭世，還沒久病成良醫就已經想先自我了斷了。

我聽過幾例自殺離世的案例，都不是我的讀者，很惋惜沒有早點讓他們看到我的文章，給他們提供一點希望，當受不了病痛的折磨，卻又沒有看到希望的時候，很容易就會有輕生的念頭。也有少部分讀者會跟我說，實在受不了了，很想自殺，讓我很擔心。為了不要再有遺憾發生，如何面對每日的病痛就是很重要的事。

轉移注意力

許多醫師會交代病人，不要太過度關注身體，會搞得自己很焦慮，而焦慮會使得症狀越來越嚴重。「凡是你關注的，必會被放大」。但是，如果沒有一件可以抓住你注意力的事情，注意力會被痛苦的症狀強力拉走，所以，一定要找一件可以轉移注意力的事情。

在**第四部**第四章「如何處理失控的焦慮」那一章節我提供了讀者們使用的轉移注意力方法，你可以多多實驗找出對自己最有效的方法，多累積幾種，不同的狀態可能會需要不同的方式。

尋找可以減輕症狀的方法

不是每種症狀都能找到舒緩的方法，所謂舒緩，通常也不會是讓症狀完全消失，多數都是減輕到比較能忍受的程度而已，要讓症狀完全消失，仍舊是得等待自律神經恢復健康。但是只要眾多症狀中能減輕幾個，就可以使你的痛苦程度大大下降。我舉一些例子：

- 胸悶或呼吸困難：你可以開冷氣、聞綠油精。
- 反胃：你可以吃清淡、味道不強烈的食物，甚至是常溫的食物，溫度不高就比較不會有太多味道。
- 胃痙攣：你可以熱敷胃部加上喝溫熱的水。
- 胃食道逆流、胃脹氣：你可以少吃澱粉食物，少量多餐，入口第一口食物是蛋白質。
- 過敏：你可以洗澡不要用太熱的水，使用無刺激性的沐浴乳、乳液，擦金貝比、施美藥膏止癢，少吃容易引起過敏的食物。

- 低血壓：你可以洗澡用熱一點的水，吃鹹一點，別讓自己肚子餓，多走動帶動血液循環，但別做激烈運動，容易暈。
- 口乾：多喝水，一次一口就好，吃酸梅、嚼口香糖刺激唾液分泌。
- 肩頸痠痛、肌肉緊繃、頭痛、頭麻、手腳麻：你可以做物理治療，以徒手或機器做針對性處理。
- 腹瀉、便祕：你可以挑選對這兩項有幫助的益生菌。比如瑞士乳桿菌、鼠李糖乳酸桿菌。
- 血壓偏高、心跳過快、心悸：你可以多做腹式呼吸、冥想，這兩種是科學實證能降低血壓和心跳的方式。

自律神經失調症狀繁多，我無法一一舉例，而且許多症狀都是因人而異的，自然適用的方法有時候也是有個體差別，所以，你可以找我私訊討論，或是多跟你的親朋好友討論，集思廣益看看有沒有什麼方法可以嘗試，然後實驗出適合你自己的方式。

我經常在社團或社群看到大家互相交流，但是，因人而異的問題一直都存在，別人建議的方式，你要評估一下對自己會不會反而有反效果，比如我已經講過可能會刺激到自律神經的東西，有風險的事情就不要輕易嘗試，適合別人的不一定適合你。

別對症狀不耐煩、生氣

許多人會用「克服」、「抗戰」來看待身上的病痛，這種心態會讓你把病痛視為「敵人」，一個外來的、讓你痛恨厭惡的東西，當你無法馬上「克服」、「對抗」症狀的時候，就很容易會不耐煩、厭惡、生氣，這樣不但讓你情緒很糟，進一步刺激到自律神經，同時，你的注意力也會完全放在症狀上，很快你就會發現自己快要抓狂或是直接就抓狂了。

所以，我們要換個角度來看待病痛。

自律神經失調的成因很多，也許是過勞、日夜顛倒、攝取過多咖啡因、手術、意外受傷、過度運動、工作壓力、人際壓力、個性造成容易壓力大或過於緊繃、創傷壓力症候群、更年期、懷孕生產等等，最大宗的原因還是壓力的問題，在這眾多看起來好像跟壓力無關的因素中，大多數實際上仍舊是屬於沒有把自己身心照顧好的關係，狀態不是太好的自律神經，在更年期、懷孕生產或任何可能對自律神經造成刺激的事情發生時，很容易讓這些因素成為壓垮駱駝的最後一根稻草。

所以，我們要持有的角度就是「是我之前沒有照顧好我自己，所以現在生病了，身體沒有對不起我」，身體生病了已經很可憐了，你怎麼忍心再對它生氣呢？想像身體是你的孩子，孩子生病了，你會怎麼對待他？正常來說會是溫柔、充滿愛、無微不至地照顧他、安慰他，對吧？這才是你該對待身體的態度。

有位讀者，我建議她不要厭惡自己那生病的身體，要善待、要疼愛自己的身體，她說「那我把身體當好朋友那樣對待好了」，我說「好朋友也有翻臉的時候，不如當成寵物吧！你一輩子都會寵愛他」。過了一陣子，她自己發揮創意，把自律神經中的交感神經和副交感神經，想成了一隻黑貓和一隻白貓，還畫了一幅圖，兩隻貓互相合作，也會一起教訓她，讓她知道何時該放過自己、好好休息，教她調整想法，教她覺察自己的情緒，看到情緒對身體的影響。

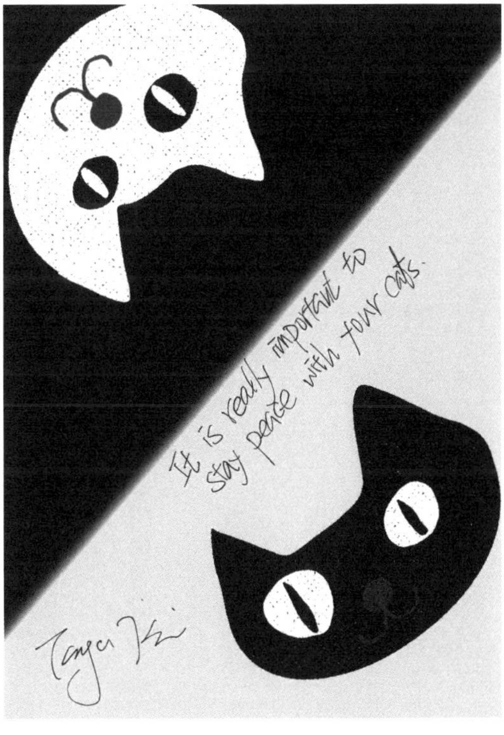
It is really important to
stay peace with four cats.

圖片提供：蔡青晏

換了一個角度去看待你的身體、你的病痛，你的感受就會完全不一樣，日子也就不會再那樣難熬了，症狀當然還是存在，但至少你不會再任由自己增加它的嚴重程度，也不會再因為厭惡而提升難受的程度。

4-8

不定時的急性發作，怎麼應對？

前面的章節，我提過從小到大那無數到處路倒的經驗，許多讀者們雖然不至於跟我一樣路倒，但急性發作的經驗也不少，有的人也頻繁地進出急診，這是一種很恐怖的經驗，幾乎可以確定會產生「一朝被蛇咬，十年怕草繩」的結果。

所以，有必要來聊聊該怎麼面對這樣的情況，畢竟老是在擔憂、焦慮下一次什麼時候會發生，對病情不怎麼好。

是恐慌症還是自律神經失調？

首先我們要對急性發作的類型有點瞭解，才能知道自己面對的是什麼，也才會知道該怎麼面對。

恐慌症的發作認定

恐慌症的認定是有嚴格標準的，所以，當醫師告訴你，你是恐慌症時，你可以根據以下標準判斷，你真的是恐慌症，還是因為自律神經失調在健保中沒有疾病代號，醫師只好找一個病名給你。

恐慌發作時必須包含下列十三種症狀中的四種或更多：

1. 心悸、心跳加速
2. 冒汗
3. 發抖
4. 呼吸急速
5. 感到快窒息
6. 胸口不適
7. 噁心、或腹部不適
8. 暈眩、頭重腳輕
9. 失現實感、或失自我感
10. 感到自己快要失去控制或發狂
11. 感到快要死掉

12. 渾身麻木

13. 寒顫或潮紅

這些症狀必須是突然出現的，沒有畏懼對象的，在十分鐘內達到最高峰，六十分鐘內自然恢復，也就是說，發作結束後，就像你發作之前一樣健康的感覺，完全沒事，如此才能診斷為恐慌發作。

美國精神醫學會所刊行的診斷與統計手冊（DSM-IV）對恐慌症的診斷是：至少得有一次無預期的恐慌發作，之後合併有下列三種狀況之一：

- 持續擔心下一次的發病
- 持續擔心該次恐慌發作所帶來的傷害（例如：自己是不是心臟病？是不是快死了？）
- 明顯為了該次恐慌發作而改變生活（例如：出門一定要找人陪伴，以預防突然發病）

自律神經失調的急性發作

自律神經失調的急性發作跟恐慌症的恐慌發作之間，最能區別的特徵就是「不會在六十分鐘內恢復成正常人」，症狀會隨時間過去而稍微減緩消退，但不會完全消失，身體依舊會很不舒服，情況只是最糟和沒那麼糟的差別而已，也可以想成一個是山峰，一個是山腰。

第二個跟恐慌症比較不同的就是恐慌症十三個症狀中所沒有的「全身無力癱軟」，不是暈眩、不平衡造成的頭重腳輕，而是彷彿身體所有的力氣瞬間被抽乾的感覺。這個症狀不一定會出現，但讀者們提到的次數頗多，算是很常見的一個現象，我自己當年也是有這個症狀的，所以才會直接倒地。

避免急性發作或恐慌發作

恐慌症其實還是跟自律神經狀態有關聯的，在某些方面是相同的，所以，下列這些因素能免則免。

壓力

自律神經作為第一線承接壓力的系統，在它脆弱的時候給它壓力，無疑有點自掘墳墓的味道，讓它更脆弱就會更容易發生急性發作或恐慌症發作。

空氣品質

在空氣品質中，二氧化碳濃度是最重要的，失調中的自律神經很敏感，尤其對偏高的二氧化碳濃度特別敏感，就像拿根大棒槌打它一樣，馬上跳給你看，對恐慌症來說也是一樣的。所以，我們要避開人太多的室內空間，空調太差的空間。在家裡的話，門窗要通風或是開空調，有些讀者家裡廚房很難被空調覆蓋到，空氣又不流通，飯還沒做完就倒了，所以要特別注意廚房的通風。

另外，小吃店的悶熱空氣也是要避免的，盡量在家吃飯或到空氣品質良好的餐廳。車上的空氣有時也不好，比如放了車用芳香劑，冬天又開了暖氣，味道變得很濃重，空氣也悶熱，這時候還不如請司機關了暖氣，直接開窗吹風比較好。

氣溫太高

夏天的白天最好別出門，尤其是正中午，或別去悶熱的地方，比如便當店或小吃店，買外帶也要遠離攤位，別傻傻站在那裡，我就傻傻站過，下場就是進了急診。現在有外送美食很方便，請多多利用。

急匆匆

不管要做什麼事情，都不要像急驚風一樣，來匆匆去匆匆，這會把自律神經拉緊到最高狀態，安排行程時，給自己保留一點餘裕，讓自己可以保持氣定神閒的步調，即使有什麼需要手腳很快的工作或事情，也請先深呼吸幾下，穩定好心神，然後再開始用一種有節奏的方式做，不僅有效率，也會有一種流暢的爽度，此時即便你的動作很快，但情緒是穩定的，神經也沒有那麼緊繃，甚至可以進入到心流的狀態。建議看看網路上流傳的那些手工職人的動作，快速、有節奏、穩定，甚至有種優雅的感覺。

噪音

自律神經失調時，對很多東西都很敏感，噪音也是其中一個，盡量避免到噪音太大的地方，比如到電影院看動作片，或是在施工場地附近待太久。

如果發作了怎麼辦？

凡事都有個萬一，如果我們極盡避免了可能的刺激因素，卻還是意外發作了，該怎麼辦呢？如果是因為場所的問題，立刻離開！

接著，如果你有急救備用藥（比如贊安諾、安柏寧、利福全），立刻吃一顆，然後讓自己坐下（這時候別犯潔癖，管他是路邊還是哪裡，坐下就對了），如果還能做腹式呼吸的話就做，如果做不到就慢慢調整呼吸，盡力把呼吸慢下來，直接拉長吐氣時間。如果沒有急救備用藥，那就嚼口香糖，咀嚼可以暫時幫助穩定一點點自律神經。

心理上也要讓自己冷靜下來，不管是自律神經失調的急性發作還是恐慌症發作，最高峰都會過去，我們只需要讓自己放鬆一點，慢慢等待。如果你因為發作而驚慌，可能會延長發作的時間長度，你越冷靜就越快過去。自律神經失調的恐慌發作，由於並不會完全恢復成正常人，發作後還會持續難受、虛弱一段時間，所以，如果是有行程、聚會的話，最好直接取消，這樣也可以避免自己因為擔心後面的行程而無法放鬆下來，延長了發作時間的長度。

如果你是坐在路邊，那就看著路人、車流，稍微放空，一邊調整呼吸，一邊安慰自己，等下就會好一點了，很快的，沒事的。如果是在室內，那就拿出手機，找一點可愛動物的影片看。無論如何就是別讓自己在這個時候往壞的地方想。如果有「感覺自己要死掉」的現象，一定要大力告訴自己「那只是一個感覺，不會真的死掉」。

擔憂下次再發作？

自律神經失調急性發作跟恐慌症發作比起來，一個很不同的地方是：恐慌症發作完，身體會恢復正常，但自律神經失調急性發作完，身體會在一個很糟的狀態好幾天，自律神經才慢慢回穩。

如果是恐慌症，就安慰自己，就算再發作，那最多是一小時內的事情，你把事情看得越嚴重，你就越焦慮，而焦慮引發下一次發作的機率很高，所以我們要把事情看小一點，不管你覺得發作時有多恐怖，都要緊抓一個焦點「很快就會過去了」。另外，你可以多做腹式呼吸，經常性地穩定自律神經，降低發作的機率，任何時候你擔心發作，就先做腹式呼吸，像護身符一樣的概念。

如果是自律神經失調急性發作，上面說的方式也一樣有效，只是那一個小時可能要改一下「只要我保持冷靜，發作的時間可以很短」，那麼我們只要把焦點放在尋找能讓我們冷靜下來的想法就可以了，你可以多多思考看看哪種想法對你最有用。

另外對兩者都有用的方法就是預先做準備，我家先生經常說「做最壞的打算，最好的準備」，當你已經預想到最糟的情況可能是怎麼樣，並且為那個情況做了最好的準備，你就會覺得很安心，很放鬆，不會被突如其來的狀況驚嚇到手足無措而讓恐懼感放大你的不舒服，同時也因為安心、放鬆，反而不容易發作。

當年還病著時，我每次出門前，就先備好急救用藥和一瓶水，以防萬一。挑選的交通方式避開空氣品質、擁擠程度、搖晃程度、消耗體力程度都較糟的火車，選擇捷運或計程車。同時也做好臨時下車和把握休息以保持基本體力的準備。另外我也總是會告訴要見面的那一方，我很有可能會去不了，讓人家好有個心理準備，沒有一定得去成的壓力，就會輕鬆很多。

還有一種情況是，在某次需要出門前，擔憂了好幾天，到了當天出門，什麼事也沒發生，結果那幾天都白白焦慮了，這種經驗我們要好好利用，平時就要牢記這個經驗，告訴自己，何必現在焦慮，搞不好什麼事都不會發生，就算會發生，我也已經做好準備了。你越放鬆越安心，你發作的機率就越低。

4-9 面對經濟壓力，你可以這麼做

有句話說「窮人沒有生病的權利」，當自律神經失調嚴重到無法出門工作的時候，沒有存款的人就會深深體驗到這樣的殘酷現實。但，日子還是得過下去呀！那麼我們該怎麼辦呢？這裡可以分成幾個階段。

第一階段 調動所有能用的資源

我們可以調動的資源大概有幾個：

- 伴侶：如果伴侶能暫時負擔起經濟重任，這是最好的情況，縮衣節食一些，日子倒也還過得下去。
- 信用貸款、信用卡：盤點一下你的財務，看看你還能從哪邊擠出錢來，夠你用多久？心裡有個底。
- 跟親朋好友周轉：不管臉皮有多薄，該求援還是要求援的。
- **賣掉非必要的東西**：如果有些閒置的、不是一定要用到的東西，能賣掉的都賣掉，二手物品社團是個好地方，蝦皮也可賣。

這一階段的目標就是要準備好至少能讓自己休養三到六個月的資金，你估算的金額是以基本開銷、必要開銷為基礎，可以不用一次性準備好，只要每個月能有金援就好。

第二階段 減少所有非必要的開銷

我們平時可能都訂閱了不少的服務，或是習慣性要買些東西，這時候要重新審視，哪些才是真正必要的，非必要的開銷一律暫時停止。

第三階段 爭取最短時間內讓身體好一點

這階段是最難的，因為有時間壓力，卻又不能讓自己壓力大，否則會影響恢復的速度。這裡我們的目標「不是康復」，而是「稍微好一點」，只要恢復到能夠做一些打工性質的工作，或是在家工作的遠端類型工作，這樣就夠了。

如果我們想要短時間內恢復做一般正職工作，會有點太不切實際，同時你也會給自己過大的壓力。與其去想那個你做不到的全職工作，不如放低目標，只要先能有一些收入，至少經濟壓力就可以少一點。

設定好目標，那剩下來的事情就只有「好好配合治療」、「做好日常維護」、「調整好心理狀態」，其他的事情都別去想。我知道很難不去想，當年，剛開始的時候，每次看到帳單來，我都會難以自控地一陣焦慮，後來發現這樣也不是辦法，太緊繃的情緒會危害到我的病情，所以只要發現我自己在焦慮經濟狀況，就打斷自己，告訴自己「能做的都已經做了，還有時間，現在多想無益，多想只會拖長恢復所需的時間，這不是我想要的結果，現在該做的就是去做那些能讓我快點恢復的事情，還有讓我自己心情好一點」。

第四階段 找個短工時的工作

假設你都有做好日常維護和心理狀態調整，治療大約三到六個月後，身體通常會比剛開始病倒時要好一些，雖然沒有完全康復，也時常還會不舒服，但至少可以做點事，大約的評估標準是：如果你能在家做家事約三到四個小時，這樣就足以去外面打工三到四小時，或是在家遠端工作三到四小時。

當時我也不確定是否能負荷在外工作，只是想著在家做家事三到四小時是可以的，只是做完後就會癱在沙發上不想動，一直休息到隔天，並不會像正常人下班後還有力氣活動，但那不重要，「像正常人」並不是我在這個階段的目標，這個階段的目標是「好歹有點收入」。

當時剛好我家附近走路兩分鐘距離的地方開了一家新的早餐店，我就去問問有沒有缺人，同時也很誠實地跟老闆娘說「我不一定做得了，因為我也不知道我現在的身體能做到什麼程度」，老闆娘略微擔心地說「夏天廚房裡很熱，你撐不住吧」，我笑笑「試了就知道行不行，如果你現在沒有別的人選，讓我試試吧」，老闆娘很好心地就讓我試做了。

第一天去工作前，我也有些忐忑，不過還是盡量讓自己平常心，反正不行就算了，至少知道了一個資訊「那樣的工作性質還不是我現在能做的」，下一個工作就要找更輕鬆一點的，這樣一想，心情就放鬆下來了。為何一定要讓心情放鬆下來？因為如果不這樣做，身體狀況一定會變得比較糟，想要順利工作就更不可能了。

第一天的工作都是在努力學習工作內容，適應環境，修煉了多年，我知道我最好不要在這時候擔心我學不起來，擔心身體會出狀況，想些有的沒的，因為一旦緊張，不但會學不好，身體也會瞬間變差，那就別妄想能順利度過第一天了。果然，專心把心思都放在工作上，而不是身體上，也就順順利利的過完了。這個工作，我一做就是一年多，隨著身體的進步，在店裡生意高峰時還能加班幫忙，做到六小時左右，痊癒後也沒離開，直到老闆娘說她不想幹了，把店收起來為止。而下一個工作也仍舊是短工時，在水晶珠寶店工作，每天看著我喜愛的水晶商品，心情挺愉悅的。

持續做著短工時的工作是因為我不想再摧殘我的身體，能不能有個正常人的工作並不是太重要的事，我能不能做我想做的事情，同時維持健康，活得快樂，還有點收入，這才重要，而短工時的工作在當時支撐著我想做的事——「經營部落格」，直到二〇一八年，我有能力轉為全職的部落客，生活才正式的完全轉為我想要的樣子。

我想告訴你的是：「別執著於要做什麼樣的工作。」有些讀者不知為何，一心想要在病中就回到原本的工作職場，這或許顯示了一件事「太缺乏靈活與彈性」，這會在工作和生活中給自己製造太多的難題和壓力，而事情原本可以不用這麼難辨的，只需要你轉換一下想法和信念而已。

你的工作≠你是誰，不需要為了保有自己的身分認同而堅持要在某種工作中，你是否想過你為何生病？如果生活裡沒有其他的因素，那會不會是這樣的工作並不適合你？有許多讀者都在生病後找到自己真正熱愛的工作，或是找到適合自己的工作型態，生病是一個契機，讓你有機會靜下來探索自己，使人生能蛻變成另一種更耀眼的模樣。我因為這場病而成為了經營「芳喵隨筆」的部落客，無心插柳柳成蔭，寫作的過程、與讀者的交流、在知識海裡的學習，都帶給我無窮的愉悅與樂趣，以及未曾想過的成就感。

不要害怕嘗試你沒做過的事，人生也不會因為你暫時做一點應急的工作而毀了，什麼樣的工作才是你現在的身心能負荷的？這才是重點，甚至想遠一點，什麼樣的工作才是你真心熱愛，對身心有益的？這會是你永保健康的關鍵之一。

滾動式調整

我們的病情並不是一成不變的，自律神經失調的康復過程也從來都不是直線上升的，而是時好時壞、起起伏伏，也許你已經恢復到某一個程度，卻因為生活裡的突發事件產生壓力，很有可能會使得身體狀況又往回跌了一大階。比如有位讀者突然遇到自己家長輩和老公家長輩雙雙重病，這壓力不是普通的大。

當這樣的情況出現時，我們要能靈活應變，日常維護該如何調整？工作是否也需要調整？原本可能可以做到六小時，是否要考慮回縮到四小時？這裡有一個訣竅：在事件發生時，立刻評估壓力大小，然後在你的身體不堪負荷之前就先做出調整，別等到身體撐不住才來調整，如果你等到身體抗議了，恐怕就不是調整時數可以解決的，而是做不了工作，也照顧不了想照顧的人了。

別想著「要讓身體承受你想做的所有事」，而是要開始練習「先評估身心能承受多少，才決定做多少事」，這個習慣是需要終身養成的好習慣，可以防止你經常性地虐待身心，再次搞壞健康。這一點在病中更是重要，別為了多賺一點點錢而虐待身心，那很可能會讓你再次病重而連一毛錢都無法賺，得不償失唷！

4-10

急於康復的心，如何調整？

如何調整急於康復的心，這一題還蠻多人問的，會來問的原因不外乎兩個，一是這種焦急的心情讓自己日子很不好過，身體也就更難受了，另一是讀者們知道心情、心態對康復過程的重要性，情緒不好會刺激自律神經，太急進的心態會讓自己做出很多不利於病情的事情，比如三不五時就想換醫師、亂買偏方、做過多想促進健康的事情反而搞得自己太累、壓力大等等。

其實調整心理狀態不是件容易的事情，許多人以為是讓自己不會冒出那些念頭，但要做到那種程度，超難。即使我練習了十幾年，也只敢說在調整了信念系統與思考習慣後，大部分時候不會冒出什麼無益的想法，少部分時候會冒出無益的想法，但我能在最短時間內，也許幾分鐘，也許幾小時，就轉換掉想法或放手讓它走。達賴喇嘛說的「船過水無痕」，在想法或情緒出現的瞬間就處理掉了或放掉的那種境界，我覺得我們這種凡人，可能很難達到，或許真的要修成得道高僧才辦得到吧！

如果你才剛開始練習調整心理狀態，通常腦袋裡還很容易會冒出一堆不太理性的或沒有益處的想法，我們無法控制它要不要跑出來，但是我們可以控制要怎麼對待、處理這些想法，你是要任由這些想法拉著你跑還是要把自己拉出想法之外，轉換掉想法或是不理它？

處理「急於康復的心」，我們可以分成三個步驟去做：

①正確的認知

②正確的作為

③練習放下

步驟一 正確的認知

如果誤以為自律神經失調是個可以隨意縮短治療時間的疾病，就會助長急於康復的心，所以，我們要瞭解自律神經失調真正的治療過程以及所需時間的大概範圍，心裡有個底了，就比較容易把心放下來，也才不會覺得妄想趕進度是可行的。因此，本書關於治療的部分，我花了很長的篇幅來說明，請多多複習，直到你都牢記在心，才不會因為一時忘了，又開始心煩意亂起來。

有些讀者經常在心神不定的時候來找我講話，往往在我提醒之後，他們都會說「啊，對耶，一病情反覆我就忘了這些事了」，這就是為什麼我會說希望你能牢記在心，而不只是看過而已，因為自律神經失調通常會造成金魚腦，記性奇差無比，只看過一遍的話，再加上病情一反覆，就啥都忘了。

步驟二 正確的作爲

當我們有正確的認知後，知道急不得，就是需要那麼長的時間，但心裡總還是會想在可能的範圍裡更快康復，於是這急躁的心又開始蠢蠢欲動起來，所以，我們還需要更進一步確認自己做的事情都是有益於自律神經的，這樣才能讓自己感到「我真的已經把能做的都做了，至少不會拖慢康復的速度」。在本書日常維護部分以及心理調整部分，你可以當成是個檢核單，確認自己是不是都做好了。如果你都做好了，那就只需要安心地等就好。

步驟三 練習放下

如果上面兩個步驟還不能讓你完全放下急於康復的心，那麼我們就要來進行一點「放下的練習」。這種練習，不見得會一次就成功，通常需要多練習，直到你能駕輕就熟，那麼你的情緒以及急躁的習性都會獲得很大的改善。

剛好我寫這篇文的當天，有位急於改善睡眠的讀者跟我說，他看完我的文章後，就一直讓自己講一句話「自己沒法控制的事情，就不要多想了」，結果居然就一覺到天亮了。他的情況就是放下了，當我們放下了，自然就會放鬆，放鬆時副交感神經就能好好地開啟它的睡眠功能。

所以，你也可以找一句對你有用的話，在發現自己的念頭又跑到「急於康復」上面時，打斷自己，別讓自己繼續想，然後讓自己反覆講那一句話，說出來或在心裡講都可以，講多了，練多了，大腦也會慢慢習慣這個新的指令，新的想法。

你可以使用的一句話：

- 自己沒法控制的事情，就不要多想了。
- 急也沒有用，還是做點腹式呼吸比較實在。
- 慢慢來比較快。
- 我花了多長時間弄壞身體，就要花多長時間把它養好。
- 要不要照顧好自己是我的事，要什麼時候痊癒是身體的事。
- 就是因為什麼都急才弄壞身體，現在開始什麼都要慢。
- 調養身體需要時間，它需要多久，我就給它多久。

這方法其實是運用了「正念冥想」的原理，在《平靜的心，專注的大腦》中提到「預設模式網路」，一但沒別的事可以抓住我們的注意力的時候，我們就內心渙散，這片區域就活化起來，我們往往逛到那些困擾我們的事上去，當我們專注在選定的一件事上，一發現心跑走了，就再將專注力拉回到原本選定的目標上。這個簡單的心理動作有一個神經的關聯性：背外側前額葉皮質和預設模式網路之間的連結會激活起來。這個連結越強大，前額葉皮質的調節神經迴路就越能抑制預設模式網路，讓心處於平靜，長期降低預設模式網路的活化程度，可以讓我們比較不執著於生命中種種事物，我們的各種顧慮就比較不沉重。

如果你有興趣，可以多多閱讀「正念冥想」相關的書籍，多多練習，不光是急於康復的心會平靜下來，其他的焦慮、急躁也都能改善。

結語

芳喵寫給讀者的話

二〇一五年我開始寫部落格的時候，天真的以為「自律神經失調」的部分很快就會沒有東西可寫，所以，部落格名稱才會是「芳喵隨筆」，一個沒有特定主題的名稱，讓我可以寫些別的東西也不會違和。結果，人算不如天算，到了如今二〇二三年，這個主題也沒有結束。

當我想把這本書變成讓讀者在無法看螢幕時能使用的康復手冊時，發現了一件事，實在不太可能把整個部落格的內容都放進來，那可能會變成一套書而不是一本書，而且，因應讀者新的需求所寫的文章、治療方面新的醫藥資訊，也還一直在增加中。所以，我將最重要、最有架構的部分放進書裡，其餘的內容，就還是要請你們到「芳喵隨筆」去補充新知了。

雖然說這是一本「關於恢復健康」的書，但我實際上想做的是「幫助你將人生的焦點拉回自己的身上」，自律神經失調明面上主要是壓力造成的疾病，但內裡是你苛待自己或忽略自己所造成的疾病。

多年來看著許多讀者「對自己要求過高」、「深怕自己是失敗者」、「做著一堆『應該做』的事，而不是『想做』的事」、「忙著把別人的人生擔在自己的肩上」、「把自己的不快樂都歸責在別人身上，只有別人符合他的期待，他才能開心」、「被人錯待了，沒有勇氣為自己挺身而出」等等。

如果能把人生的焦點轉回自己身上，好好的觀察你如何對待自己，你有沒有為自己創造一個你想要的人生？還是你製造了一堆框框架架限制自己？你有沒有做著你想做、你熱愛的事？還是你都做著別人想要你做的事？你有沒有為自己創造快樂？還是等著別人給你快樂？你有沒有建立一個不容許他人干涉、錯待的界線？你有沒有容許自己休息、脆弱？你有沒有給予自己享受的時光……等等。

看清楚這些，想清楚要怎麼對待自己，要為自己做什麼，那麼你的人生會變得很不一樣，你的健康自然也會很不一樣。許多讀者不但康復了，也在這過程中翻轉了他們的人生，跟我報喜時，我都彷彿可以看到他們閃閃發亮的眼神，跟當初死氣沉沉的樣子截然不同。

比爾蓋茲的基金會所秉持的使命是「人人都值得過健康而豐富的生活」，所以他們努力的方向是全世界跟健康有關的資源、建設。而我認為「人人都值得擁有健康且活出熱情的喜悅人生」，但我做不了比爾蓋茲基金會那麼大的事業，所以我努力在我的文章中，明講暗喻地鼓勵大家採用能讓自己活出喜悅人生的想法、做法。

我希望，你能跟我一樣，將自律神經失調當作一個警訊、一個轉機、一個禮物，這是你的內在，或是你要想成是老天在告訴你也行，你的人生或許有個地方出了問題，你可能是哪裡沒有善待自己，自律神經才會被壓垮，現在，你打算為自己做些什麼呢？

參考資料

1-6

＊別讓壓力奪走你的腦力（天下雜誌，2007/06/20，出自《天下雜誌》374 期）
https://www.cw.com.tw/article/5003747

＊【增強記憶力】壓力過大腦袋當機？3 招搶救你的記憶力（康健，2010/02/01）
https://www.commonhealth.com.tw/article/61366

＊壓力影響腦容量、記憶及認知能力　專家憂將導致大腦萎縮（上報，2018/11/01）
https://www.upmedia.mg/news_info.php?Type=3&SerialNo=50929

＊原來大腦愛這麼記！再說一次，年紀大和記憶差沒關係（今周刊，2019/02/15，出自今周刊特刊《最強大腦 記憶邏輯超養成》）
https://www.businesstoday.com.tw/article/category/80407/post/201902230016/

3-3

＊《自律神經健康人50招》，小林弘幸／著，洪毅慧／譯。天下雜誌，2012/05/02

＊《自律神經失調迅速緩解200％基本技巧》，久保木富房／著，Yvonne Lee／譯。臺視文化，2013/06/20

＊《不想生病就搞定自律神經》，郭育祥／著。柿子文化，2014/10/16

＊《1日5分鐘，搞定自律神經失調》，伊藤克人／著，高淑珍／譯。方舟文化，2017/02/22

＊《最高休息法》，久賀谷亮／著，陳亦苓／譯。悅知文化，2022/08/19

＊《自律神經超圖解》，小林弘幸／著，許郁文／譯。創意市集，2021/09/04

＊《「放棄」才能健康》，小林弘幸／著，陳惠莉／譯。天下雜誌，2018/04/25

＊《最強睡眠術》，梶本修身／著，林慧雯／譯。尖端出版，2018/05/16

＊《70％的人都有自律神經失調?!》，原田賢／著，黃瓊仙／譯。時報出版，2019/07/23

＊《不可思議的3行日記健康法》，小林弘幸／著，邱麗娟／譯。臉譜出版，2015/01/08

＊《用中醫調好自律神經》，林建昌／著。晶冠出版社，2013/12/10

國家圖書館出版品預行編目（CIP）資料

芳喵的自律神經失調康復全攻略：百萬人氣部落客親身經驗，陪你一起學會照顧自己，走出身心失衡的幽谷 / 賴聖芳（芳喵）著 . -- 初版 . -- 新北市：方舟文化，遠足文化事業股份有限公司，2023.08
面； 公分 . --（醫藥新知；24）
ISBN 978-626-7291-47-4（平裝）
1.CST: 自主神經系統疾病
415.943 112011226

方舟文化官方網站　方舟文化讀者回函　讀者購書特典

讀者購書特典
掃描 QRCODE 填寫讀者回饋問卷，
即可下載「獨家貓咪療癒手機桌布」！
緊張時不妨點開手機，提醒自己放輕鬆吧～
https://forms.gle/zadDVfJ9vza2UGfh6

醫藥新知 0024

芳喵的自律神經失調康復全攻略

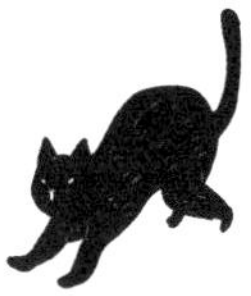

百萬人氣部落客親身經驗，陪你一起學會照顧自己，走出身心失衡的幽谷

作者　賴聖芳（芳喵）｜**封面與內頁版型設計**　Dinner Illustration ｜**內頁排版**　Pluto Design ｜**主編**　邱昌昊｜**特約行銷**　林芳如、黃馨慧｜**行銷主任**　許文薰｜**總編輯**　林淑雯｜**出版者**　方舟文化／遠足文化事業股份有限公司｜**發行**　遠足文化事業股份有限公司（讀書共和國出版集團）　231 新北市新店區民權路 108-2 號 9 樓　電話：（02）2218-1417　傳真：（02）8667-1851　劃撥帳號：19504465　戶名：遠足文化事業股份有限公司　客服專線：0800-221-029　E-MAIL：service@bookrep.com.tw ｜**網站**　www.bookrep.com.tw ｜**印製**　東豪印刷事業有限公司　電話：（02）8954-1275 ｜**法律顧問**　華洋法律事務所 蘇文生律師｜**定價**　460 元｜**初版一刷**　2023 年 08 月｜**初版四刷**　2024 年 06 月